허브를 찾아서...

최 영 순 지음

도서출판 眞率

| 머리말 |

허브를 찾아서

허브(Herb)란 넓은 의미로는 초본식물(Plant), 종교적 의미로는 성서식물(Bible Plant), 좁은 의미로는 향초(Aromatic Plant) 등이라 볼때 이들 모두는 주변에서 평생을 나와 함께 한 것 들이다.

그렇다면 나의 인생은 평생을 허브와 함께 했다고 할 수 있으며 그러면서 아직까지도 허브를 찾고 있는 것이다.

또한 본인은 30년 넘게 꽃예술과 함께 하면서 주변의 소재식물과는 너무도 친숙하다고 생각하고 가위로 잘라 장식하는 것은 죽음이 아니고 부활이었고 많은 이들에게는 희망이 되었다.

크리스챤으로서의 나는 60년이 다되어 가는 신앙생활도, 일상생활도 늘 순조롭지만은 않았지만 이것 또한 하느님께서 나를 단련시키기 위한 것이라 믿는다.

최근에 허브라고 불리우는 라벤더, 로즈마리 등은 박사논문에도 사용되었던 재료로서 명실공히 나를 허브박사로 만들어 주었다.

그리하여 50살이 넘어 박사과정을 시작하여 드디어 2002년 8월에 이학박사학위를 상명대학교에서 취득하게 되었다.

남편과 아들까지 합심하여 도와준 결과의 산물이었다.

학위까지의 치열함으로 바로 책을 저술하고자 했으나 긴장감이 풀리면서 3년이라는 시간이 지나 이제야 첫번째 책을 내게 되었다.

크게 보면 주변의 모든 식물이 허브이므로 여기서 찾는 허브는 외국종의 향초로 한정하였으며 요즘의 우리에게 너무나 익숙한 단어인 웰빙(Well being, 참살이)에 대한 이야기를 할 때에 빠지지 않는 것이 허브라고 생각하면서 이는 정의처럼 식용과 약용으로 사용하는 인간에게 유익한 식물임을 강조하고 싶다.

주변을 둘러보면 많은 허브농원들이 생겨나고 있다.

적게는 수백평에서 넓게는 수만평에 이르는 규모로서 등장하여 모두가 많은 사람들이 즐겨찾는 분위기로 시대의 흐름을 느끼게 하기도 한다.

이 책은 이러한 사람들이 좀더 효율적으로 편리하게 웰빙생활을 하는데 도움을 주고자 허브농원, 허브테마가든 등을 찾고 즐길 수 있도록 하기 위해서 집필하여 기존에 허브에 관한 내용의 책들이 수십권에 달하기에 여기서는 허브 각각에 대한 특성이나 용도에 대한 설명보다는 우리나라 뿐만아니라 본인이 답사하였던 외국의 몇몇 허브가든에 대해서도 소개하였다.

그리고 마지막 부록으로 나름대로 이름에 대하여 정리하였고 외국이름의 허브뿐만아니라 우리나라에서 자생하는 허브식물에 대하여 설명하였다.

본인의 의도대로 많은 분들의 웰빙 생활에 이 책이 조금이나마 도움이 되었으면 하는 간절한 바람이며 이책이 나오기까지 많은 정보에 도움을 주신 한국식물원 연구소 소장 박석근 박사님, 허브다섯메 조강희 사장님과 삼육대학교 원예학과장이신 남상용 교수님께 감사드리며 옆에서 힘이 되어준 삼육대학교 원예학과 제자들에게도 고마움을 전합니다. 끝으로 진솔출판사의 조진성 사장님께도 진심으로 다시 한번 감사드립니다.

2005년 11월

한국허브연구원 원장 **최 영 순**

| 목차 |

1. 우리나라의 허브샵 & 허브가든

1. 우리나라의 허브샵 & 허브가든

허브다섯메

(1) 대표자 : 조강희(011-685-7325)

(2) 주소 : 서울시 송파구 장지동 303-3

(3) 전화번호 : 02-430-7320

(4) 홈페이지 : http://www.herb5.co.kr

(5) 입장료 : 입장료는 없음.

(6) 규모 : 농장 전체 11,000평(경기도 광주시 4,500평 농장 포함)

(7) 특성 : 전국적으로 가장 많은 130종에 달하는 허브를 생산하는 농장으로 허브 묘 뿐만아니라 약 1,000여 가지의 허브제품을 인터넷 등을 통하여 판매하고 있다. 1984년에 다섯메 꽃동산으로 시작하여 초화류를 1986년 서울아시안게임, 1988년 서

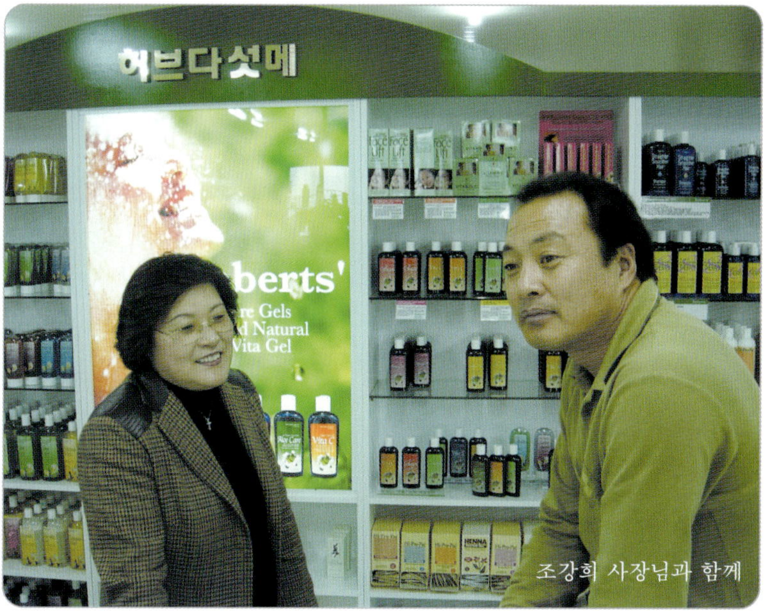

조강희 사장님과 함께

울 올림픽에 납품하였고 1997년부터 허브 분화 등을 백화점, 관광농원 등에 납품하다가 1999년에 허브다섯메로 회사명을 개칭하여 현재에 이르고 있으며 20년 이상의 초화 및 허브재배 경력으로 우리나라에서 가장 좋은 허브묘를 생산하고 있다. 허브다섯메의 21세기 비젼은 "자연과의 조화를 추구하는 자연주의(Naturalism), 인간의 생명과 건강을 존중하는 인간생명존중(Humanism)" 정신이며 자연건강생활기업으로서 21세기바이오기업을 지향한다. 허브를 분화로 주로 생산하고 있으나 그밖에 식용허브, 식용화, 건조허브, 허브상품개발, 허브에 관한 교육사업, 허브조경 등도 하고 있다. 트럭을 이용하여 가판하는 판매상이나 화원을 경영하는 사장들, 지방의 농민들, 인터넷을 통해 알고 허브를 보러온 개인들도 많이 방문하

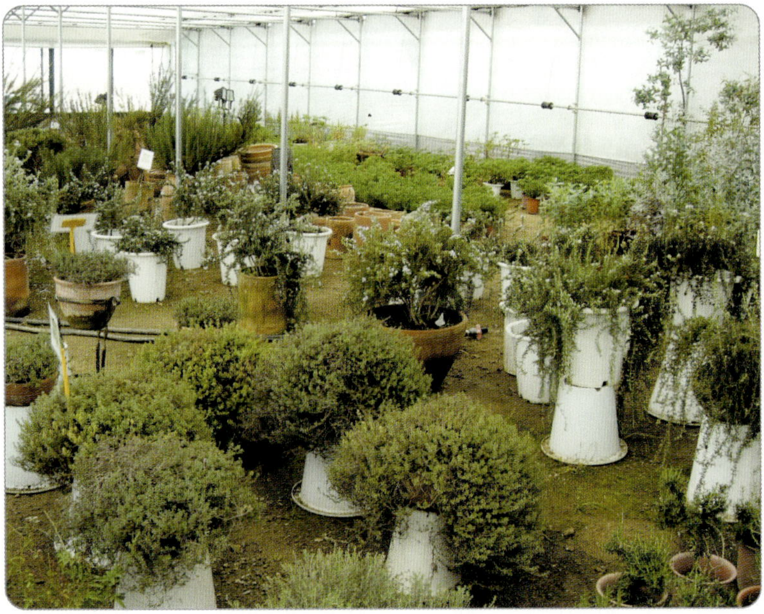

여 늘 사람들로 분주하다. 개인 방문자들에게도 허브 판매는 하나 소매가격이다. 2002년부터 실외 공원이나 축제에 많이 참여하고 있으며 2002년 양평 대명 비발디 허브 공원 조성, 2003년 롯데월드 허브테마공원 조성, 서울랜드 허브 축제, 고양시 세계 꽃 박람회 허브 식재 및 소개, 2004년 서울대공원 허니허니 허브축제, 제1회 남원 세계 허브산업 엑스포 허브 식재, 국립국악원 허브와 허브 관련 제품 전시, 2005년 현대백화점 압구정점 LOHAS With Herb & Tea Fair, 서울 대공원 허브향기 Festival, 삼원가든 허브축제, 제2회 남원 세계 허브산업 엑스포 허브 식재 및 용품 소개, 2005 생명농업 엑스포 등에 참가하였다. 그러한 바쁜 중에도 공부와 연구에 대한 열정으로 우리나라 허브연구의 메카인 고려대학교 허브연구실 박권우

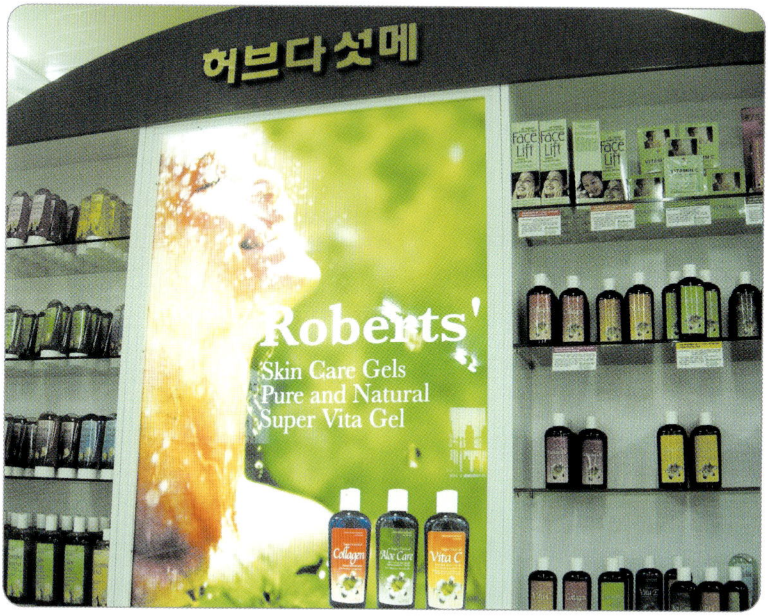

교수님으로부터 대학원 과정을 배우고 있어 명실 공히 현장과 이론을 두루 섭렵하는 최고의 전문가가 되어 가고 있다. 그리고 경기도 광주시에 제2농장을 4,500평 규모로 마련하여 큰 도약을 꿈꾸고 있다.

(8) 찾아가는 길 :

〈승용차 이용시〉

가락시장에서 성남 방면으로 직진하다가 좌측에 건영 아파트를 지나면 "좌회전" 차선으로 가서 LG 주유소 앞 부근에서 "U"턴하여 특수전사령부 입간판에서 바로 직각으로 "우회전" 하면 바로 오른쪽으로 아파트 공사장 들어가는 길이 나온다. 200여 미터를 가면 허브다섯메 입간판이 나오고 거기서 다시 우회전하여 들어가서 굴다리를 통과하여 50미터를 더

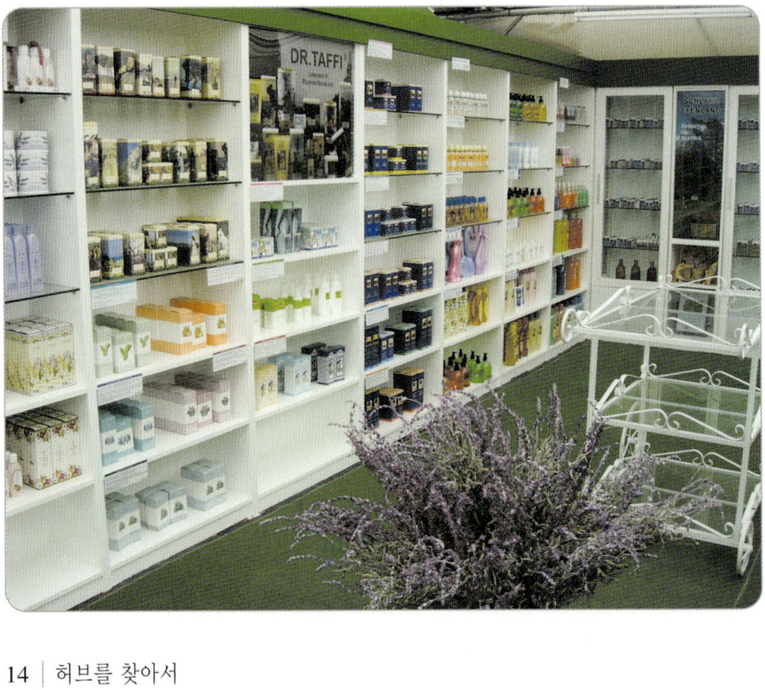

가서 개울 건너에 허브다섯메가 위치하고 있다.

〈고속도로 이용시〉

고속도로 송파 인터체인지를 나와 송파구로 진입하면 바로 장지교 건너 특수전사령부 입간판이 나온다.

a. 중부고속도 : 톨게이트 - 판교방향 - 송파 인터체인지

b. 경부고속도 : 판교 구리간 고속도 중간지점의 송파 인터체인지로 진입

〈지하철 이용시〉

전철 지하철 8 호선 (암사동～성남)의 장지역에서 내려 2번 출구로 나와서 왼쪽으로 보이는 벌판을 향해 작은 도로를 건너 “특수전사령부” 입간판이 서 있는 길로 1㎞ 간다.

〈버스 이용시〉

잠실에서 성남사이를 다니는 모든 일반, 좌석버스를 이용하여 장지역 정거장에서 하차하여 걸어오면 된다.

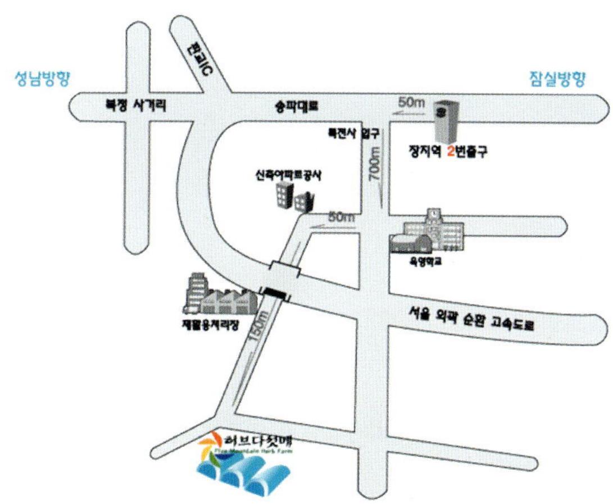

로즈마리(Rosemary)

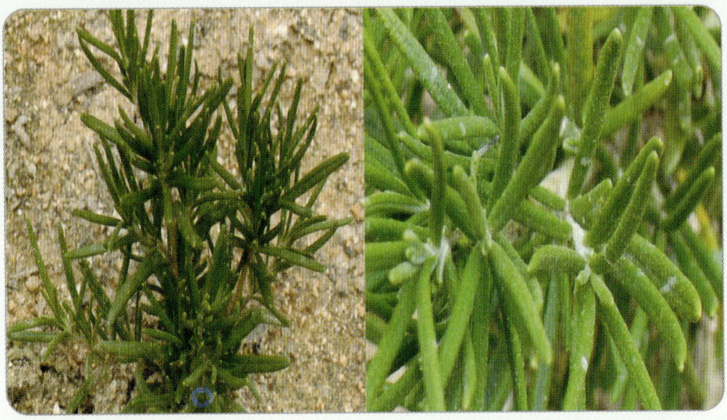

▷ 과명 : 꿀풀과

▷ 학명 : *Rosmarinus officinals*

▷ 원산지 : 지중해 연안

▷ 특성 : 상록소저목

▷ 번식 : 씨 뿌리기, 꺽꽂이, 포기나누기

▷ 재배 : 햇볕이 좋고 통풍이 잘되며 통기성이 좋은 석회질 토양

▷ 이용부위 : 잎, 꽃

▷ 효능 : 항균작용, 살균작용, 소독작용, 기억력증진, 무기력증 해소, 두통, 피로회복, 노화방지, 비듬억제, 진통, 방충 작용

▷ 용도 : 관상용, 식용(요리, 차, 향신료), 향료, 포푸리, 미용

라벤다

(1) 대표자 : 서명원(017-357-3337)

(2) 주소 : 서울시 은평구 진관내동 129-1 / 서초구 서초동 1439-8

(3) 전화번호 : 02-381-3224 / 02-522-5224

(4) 홈페이지 : http://www.herbplaza.com

(5) 입장료 : 입장료는 없음

(6) 규모 : 600평

(7) 특성 : 라벤다의 서명원 원장님은 우리나라 허브의 대부 최영전 선생님의 수제자로 허브에 관한 연구 및 활동을 수십년동안 해 오고 있다. 라벤다의 본사는 서초동에 위치하고 있으며 라벤다 허브아카데미의 허브체험농장이 북한산성근처에 위

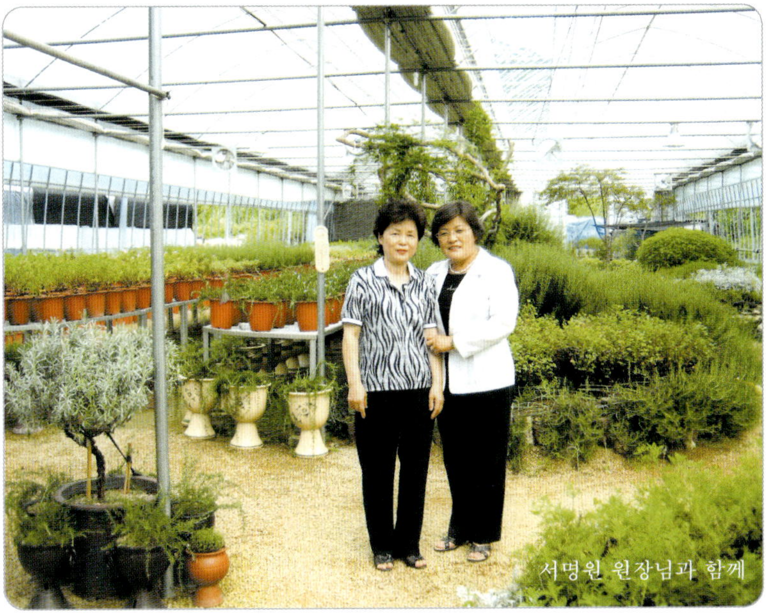

서명원 원장님과 함께

치하고 있다. 허브실습체험장에서는 식물을 기르면서 향기의 즐거움과 건강을 지키는 매력의 허브식물을 이용한 차, 요리, 포푸리, 내츄럴 화장품, 향기 크라프트 등을 이용하여 오감을 만족시켜준다. 허브에서 추출한 정유를 이용하여 심신의 건강을 유지하고, 여러 가지 스트레스를 예방할 수 있는 정유를 실생활에 응용한 아로마테라피에 대해 많은 분들이 쉽게 이해하고, 우리 생활문화에 맞는 향기요법을 실생활에 사용할 수 있도록 라벤다 허브아카데미에서는 허브에 대하여 다양하게 연구하고 있으며 허브 체험 실습장을 운영하고 있다. 라벤다에서 운영하고 있는 허브아카데미로는 허브 & 아로마 과정, 창업반, 취미반, 허브코디네이터, 아로마테라피반, 지도자반이 있다.

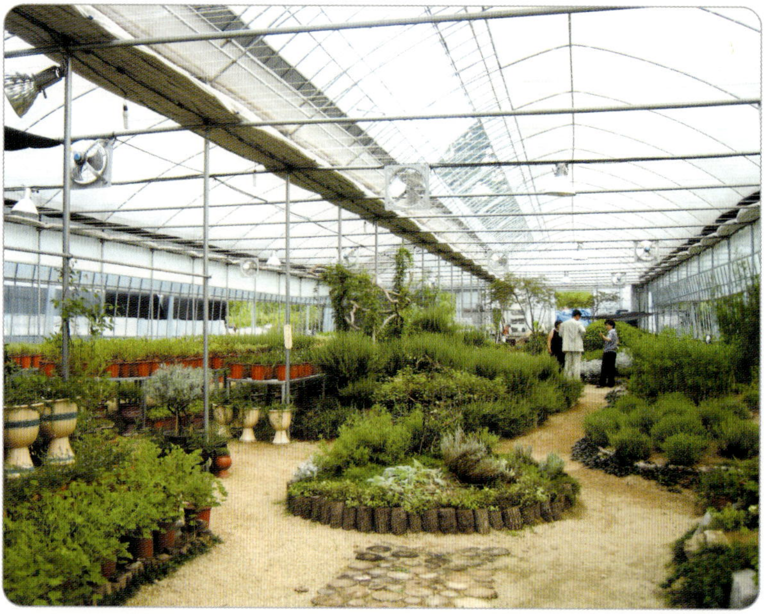

(8) 찾아가는 길 :

〈승용차 이용시〉

지하철 3호선 구파발역에서 고양시 방향(통일로)이 아닌 오른쪽의 양주시 방향 장흥유원지 쪽으로 가다가 약 1 Km 지점에서 오른쪽은 송추유원지, 북한산 국립공원 방향이 나오고 왼쪽은 장흥유원지 방향으로 나오면 오른쪽 방향으로 약 1 Km 정도 더가면 오른쪽에 라벤다 간판이 있다.

〈대중교통 이용시〉

지하철 3호선 구파발역 1번 출구로 나와서 흥국사행 버스를 타고 약 2 Km 가서 흥국사 버스정류장에 하차

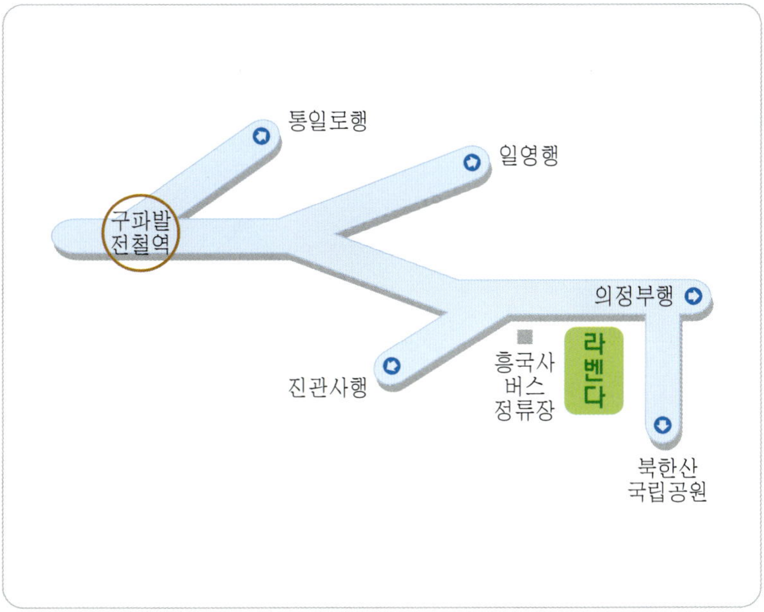

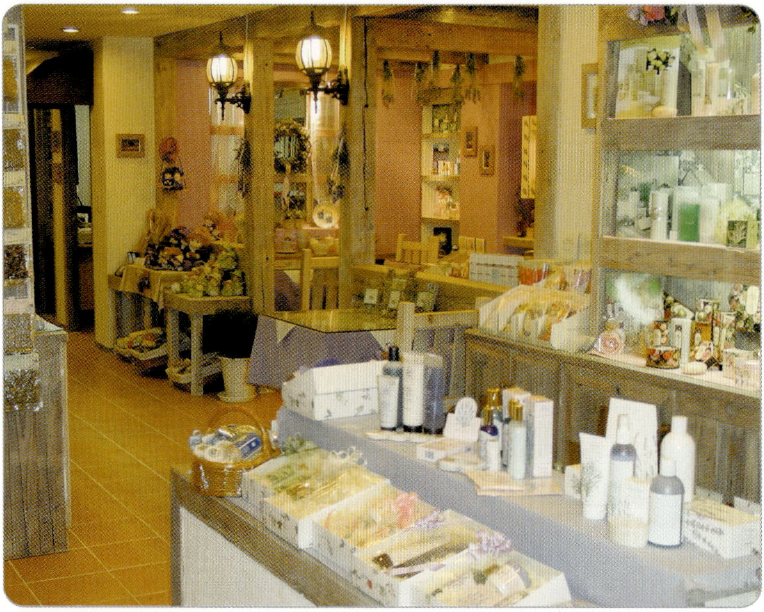

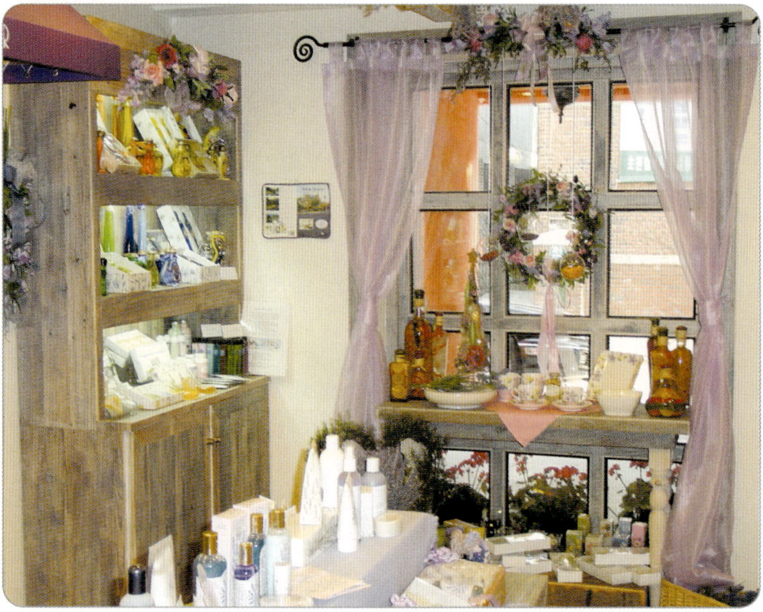

라벤더(Lavender)

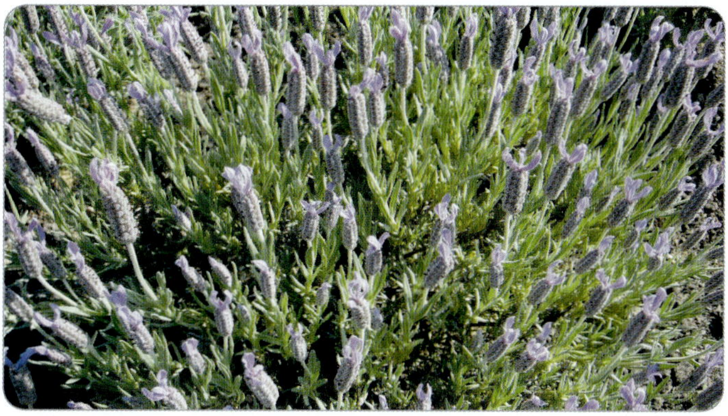

▷ 과명 : 꿀풀과

▷ 학명 : *Lavendula officinalis*

▷ 원산지 : 지중해 연안, 유럽남부, 유럽중부, 인도, 프랑스남부

▷ 특성 : 키가 약 60cm정도 자라는 다년생 초본

▷ 번식법 : 씨 뿌리기, 꺾꽂이, 포기나누기

▷ 재배 : 해가 잘 들고 물이 잘 빠지는 알칼리성의 건조한 땅에서 잘 자란다. 과습에 약하여 우리나라에서는 여름 장마 때문에 재배가 어렵다.

▷ 이용부위 : 줄기, 잎, 꽃

▷ 효능 : 정신 안정, 숙면 유도, 불면증과 두통 개선, 살균, 진정, 진통, 방충작용, 햇빛에 의한 화상이나 피부 개선효과

▷ 용도 : 관상용, 식용(요리, 차, 향신료), 향료, 포푸리, 미용, 목욕제

신세계허브랜드

(1) 대표자 : 김신규(011-759-8535)

(2) 주소 : 경기도 과천시 과천동 186-3

(3) 전화번호 : 02-502-8535

(4) 홈페이지 : http://www.herbparty.com

(5) 입장료 : 입장료는 없음.

(6) 규모 : 농장 전체 2,600평

(7) 특성 : 농장이 비닐하우스에 실내정원 및 육묘장이 있고 허브 상점, 허브찻집이 있다. 서울 강남과 양재에서 10여분 거리에 위치하고 있고 서울대공원, 서울랜드, 현대미술관, 경마공원과도 가까이 있는 지하철 4호선 경마공원역 6번 출구로 나오

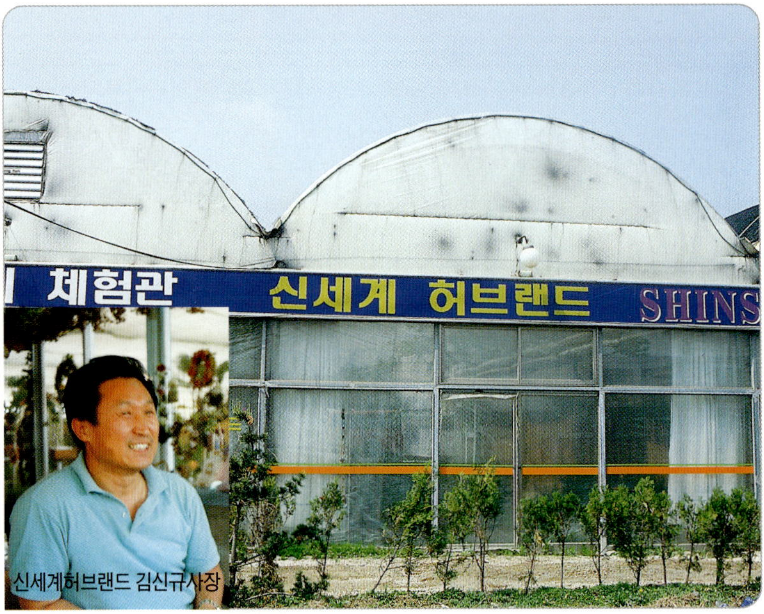

신세계허브랜드 김신규사장

면 바로 있다.

(8) 시설 : 실내유리온실, 야외가든, 소동물원, 허브샵, 공예교실, 아로마체험실 등으로 되어 있다.

■ 실내유리온실

- 온실에 들어서는 순간 허브향이 코를 찌르며 테마별로 꾸며진 아기자기한 허브들과 구불구불한 길을 거닐며 허브향을 느낄수있다. 허브마다 자세한 설명과 유래가 적혀있어 자연히 허브에 대한 학습효과도 있다.
- 유리온실 내부 - 밤에는 조명을 받아 허브의 아름다움을 한층 더 느낄 수 있다.
- 뷰티가든 - 꽃이 예쁜 허브, 미용에 좋은 허브만을 심어 놓은 아기자기한 공간이다.

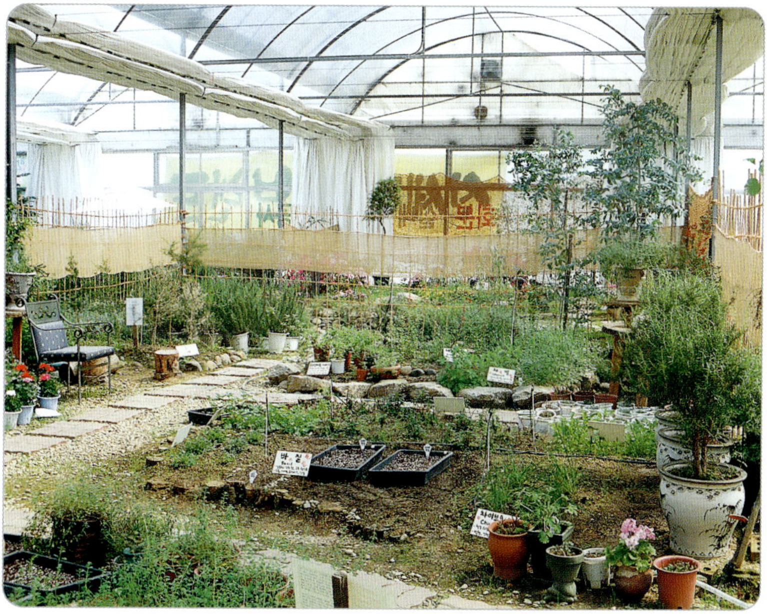

· 약용가든 - 약용으로 이용되는 허브만을 모아놓은 작은 오솔길 모양의 허브 공간이다.

· 연못 - 여러 종류의 물고기와 가끔 개구리도 나타나는 연못입니다. 분수와 구름다리도 있다.

· 허브향을 맡으며 허브차 한잔 - 허브에 둘러싸여 허브차 한잔 즐길수 있으며 이쁜 파라솔 아래서 허브향기를 느껴 볼 수 있다.

■ 야외가든

· 통나무 동산 - 통나무 계단을 오르면 관악산이 보인다.

· 버드나무 아래 한가로운 쉼터 - 그네와 가로등, 파라솔 벤치가 어우러진 향기로운 바람골이다.

■ 허브샵

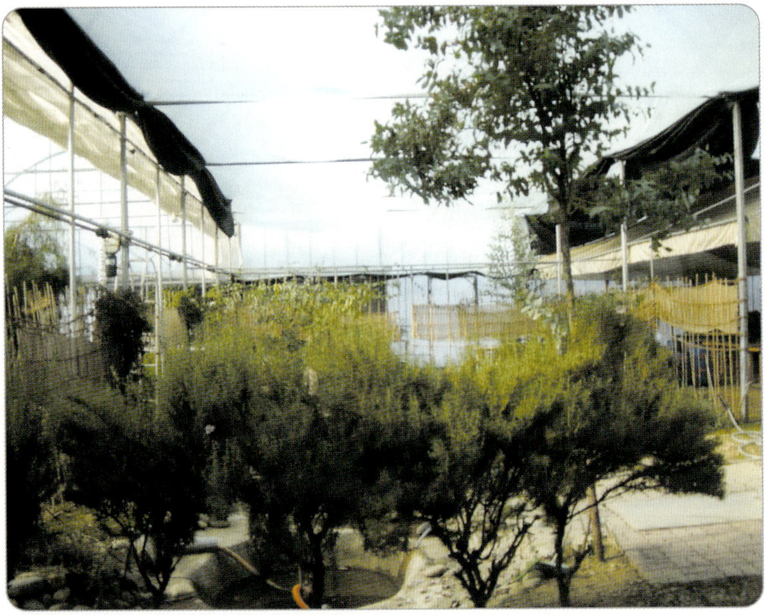

· 허브샵 내부 - 허브 향기 가득 담김 제품들이 전시되어 있다. 입구에 들어서면 진하고 향기로운 허브향을 맡을 수 있다. 시음용 허브티를 무료로 제공하며 월별할인코너 운영으로 저렴한 가격에 아로마 제품들을 대할 수 있다. 허브티, 허브비누 등 각종 아로마 생활용품, 허브 수제품까지 다양한 상품을 구경하며 구매할 수 있다. 무료로 허브차를 한잔 써비스 받는다.

· 수제비누 코너 - 농장에서 직접 만든 피부 타입별 비누가 있다

(9) 찾아가는 길 :

〈지하철 이용시〉

4호선 경마공원역 6번출구 앞.(사당역에서 3 정거장)

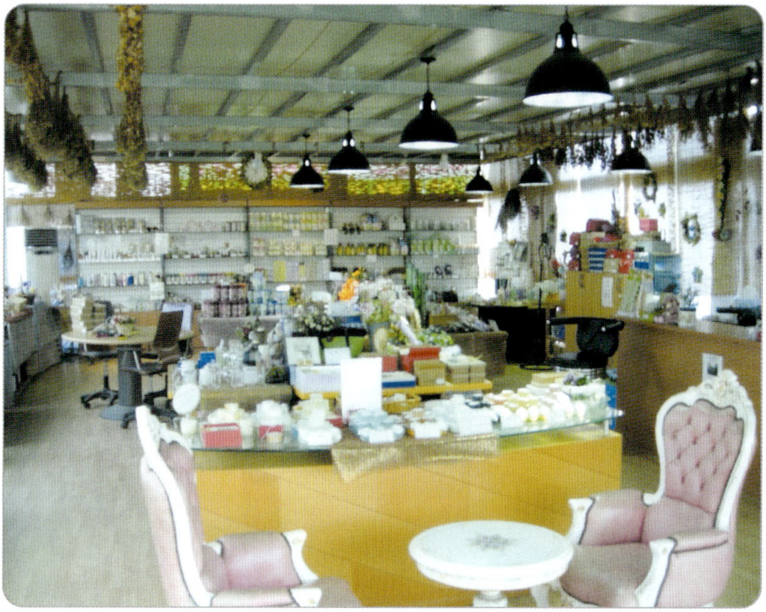

〈승용차 이용자〉

a. 사당에서 남태령을 넘을 경우 고개넘어 관문사거리에서 좌회전하여 선바위역 3거리에서 우회전하여 오면 경마장 건너에 위치. 주자장이 충분하다.

b. 양재 · 개포에서 양재꽃시장을 지나 직진하여 과천방향으로 가다가 선바위역 3거리에서 좌회전하여 경마장 건너에 위치.

c. 경부고속도로를 이용시에는 상행선에서 양재IC에서 과천방향으로 나와서 가다가 선바위역 3거리에서 좌회전하여 경마장 건너에 위치.

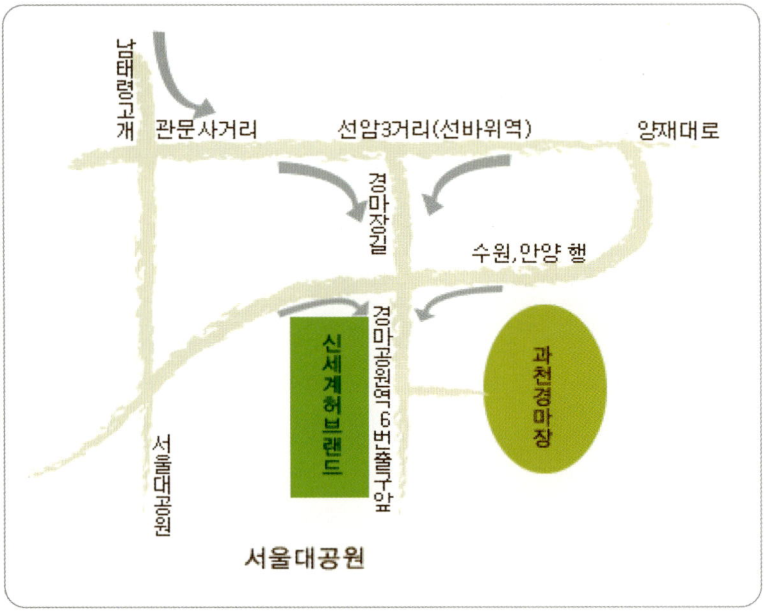

람스이어(Lam's ear)

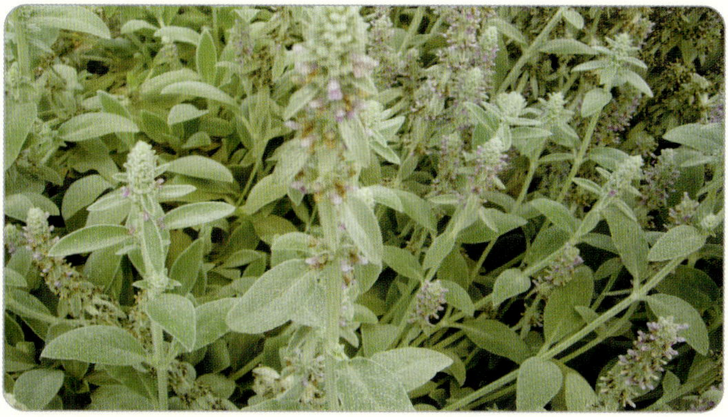

▷ 과명 : 꿀풀과
▷ 학명 : *Stachys hyzantina*

▷ 원산지 : 터키, 이란, 코카시스
▷ 특성 : 다년초로 40~60cm 정도로 자란다.
▷ 번식법 : 씨 뿌리기, 포기나누기
▷ 재배특성 : 물이 잘 빠지고 영양이 풍부한 흙이 좋다.

▷ 이용부위 : 잎
▷ 용도 : 포푸리, 드라이플라워

일영허브랜드

(1) 대표자 : 김택수(018-207-7229)

(2) 주소 : 경기도 양주시 장흥면 삼하리 153-1

(3) 전화번호 : 031-871-5047

(4) 홈페이지 : http://www.iyherb.co.kr

(5) 입장료 : 입장료는 없음.

(6) 규모 : 전체 6,000평

(7) 특성 : 서울에서 가장 가까운 허브가든 중의 하나로 사계절 식물이 아름답다. 가족이 함께 가서 자연과 허브를 느끼고 돌아오기에 적합하다.

조성되어 있는 테마가든은

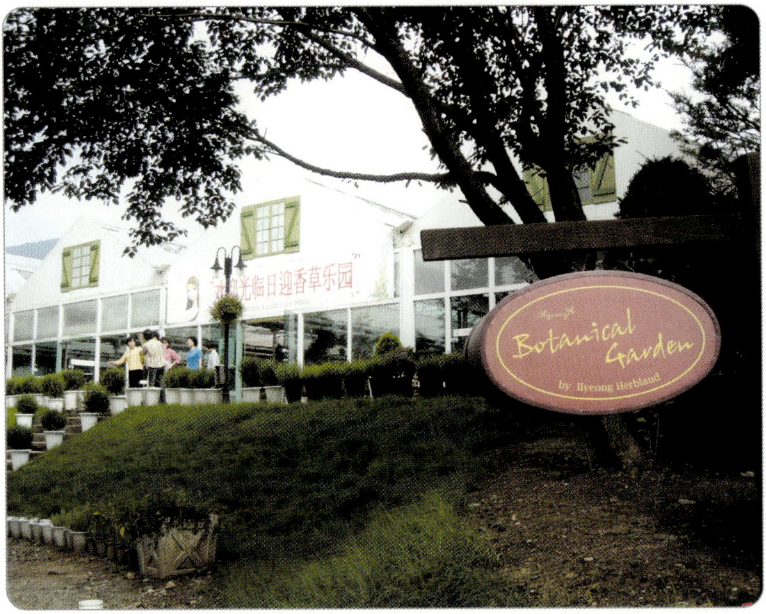

- **로멘틱 가든 (romantic gaeden)**

  여러장미와 야생화로 조성된 공간으로 낭만을 즐기실 수 있는 쉼터이다.

- **허브 가든 (herb gaeden)**

  일영의 허브가든 조성은 다양한 허브들이 어우러져 있어 허브의 자연재배 학습장의 역할과 주변의 호수와 어우러져 자연공간에서 느끼는 허브를 만끽할 수 있다.

- **라벤다 가든 (lavender gaeden)**

  허브의 여왕인 '라벤다' 로 이뤄진 공간으로 라벤다의 짙은 향기를 느낄 수 있는 쉼터이며 심신의 안정과 두통, 피로회복이 필요한 사람들을 위한 공간이다.

- **로즈마리 가든 (rosemary gaeden)**

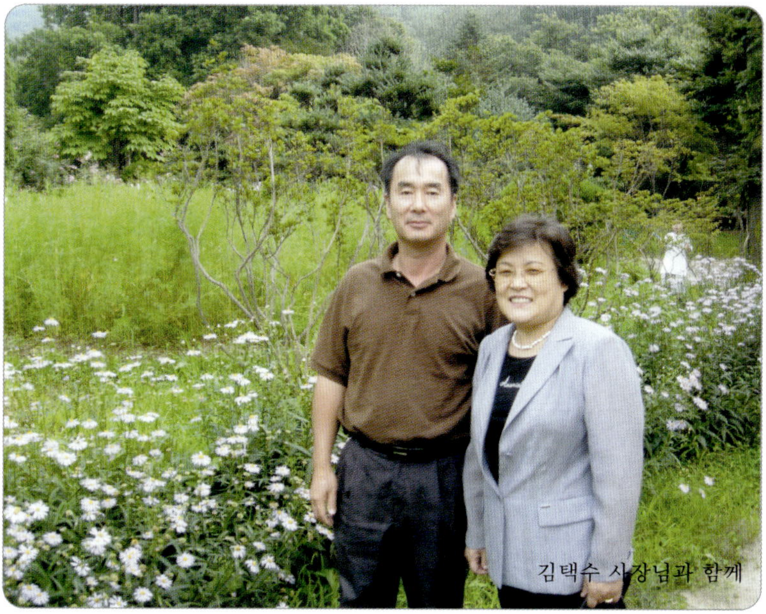

김택수 사장님과 함께

허브의 왕인 '로즈마리'로 이뤄진 공간으로 우울한 기분 해소와 피부노화방지, 맑은 정신이 필요하신 분들을 위한 공간이다.

- **호수 가든(lake gaeden)**

자연그대로의 호수를 만끽할 수 있으며 자연의 소리와 더불어 넓게 트인 공간에서 자연의 향수를 느낄수 있는 공간이다.

- **로즈 가든(rose gaeden)**

형형색색의 다양한 장미와 허브로 조화를 이뤄 장미의 진한 향기와 아늑한 공간을 느낄 수 있는 연인들의 쉼터이다.

- **식물원(botanical gaeden) & 허브샵(herb shop)**

언덕위에 230평의 규모로 되어 있는 온실로 다양한 허브 용품과 식물들을 보유하고 있다.

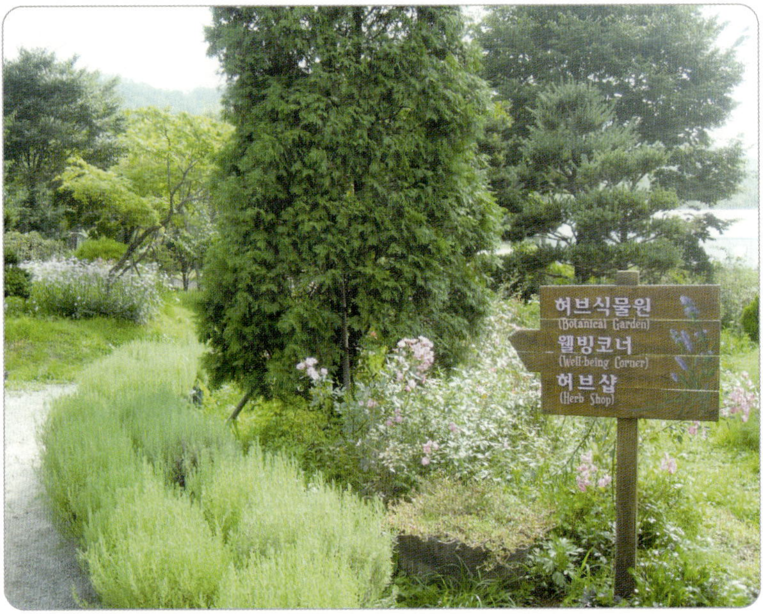

(8) 찾아가는 길 :

〈승용차 이용시〉

지하철 3호선 구파발역에서 고양시 방향(통일로)이 아닌 오른쪽의 양주시 방향 장흥유원지 쪽으로 가다가 약 1 Km 지점에서 오른쪽은 송추유원지, 북한산 국립공원 방향이 나오고 왼쪽은 장흥유원지 방향으로 나오면 왼쪽 방향으로 약 2 Km 정도 더가면 오른쪽에 일영허브랜드 간판이 있다.

〈대중교통 이용시〉

a. 지하철 3호선 구파발역 1번 출구로 나와서 36번 또는 7023번 버스를 타고 3 Km 가서 삼하리에 하차

b. 의정부 방향에서 올 때에는 36번 버스를 타고 의정부, 장흥유원지 지난 삼하리에 하차

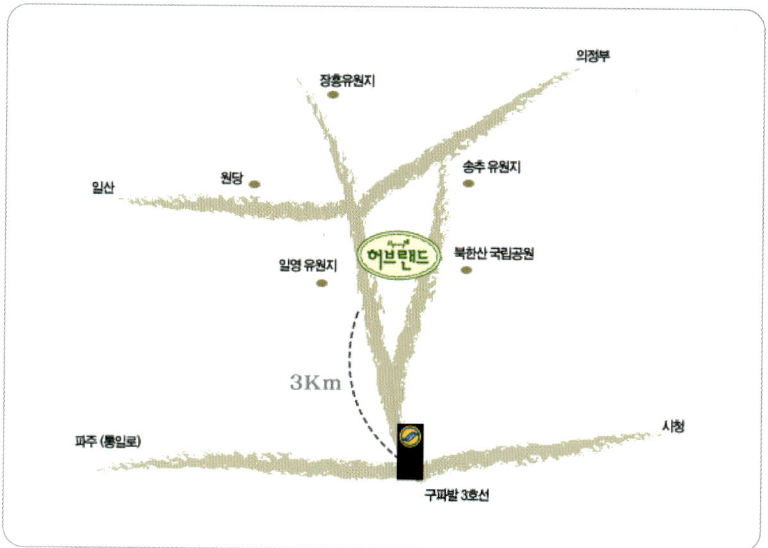

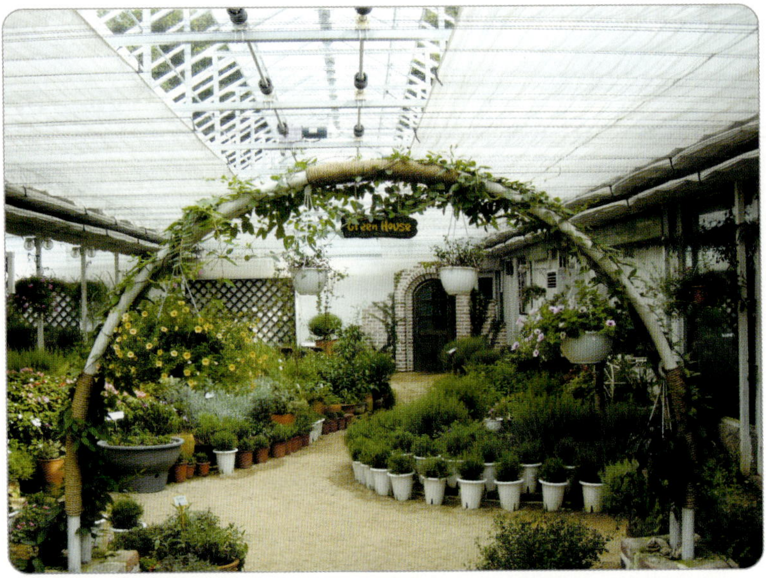

식물원 실내

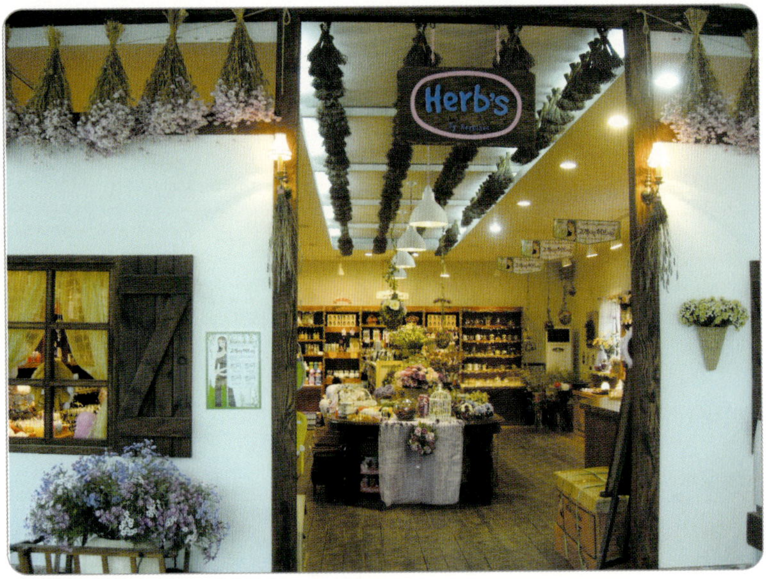

허브샵

세이지(Sage)

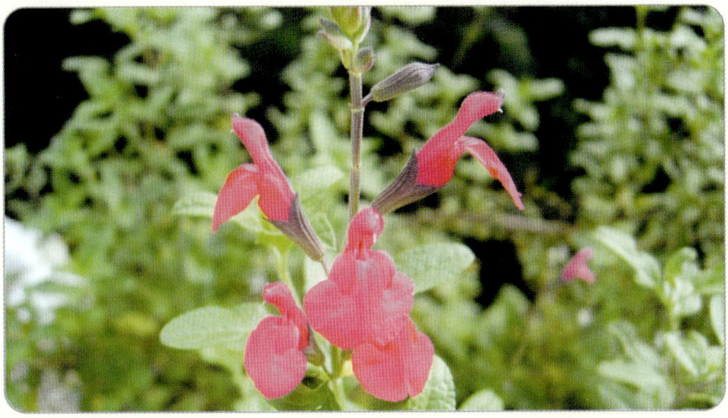

▷ 과명 : 꿀풀과
▷ 학명 : *Salvia officinalis*

▷ 원산지 : 유럽남부, 지중해 연안
▷ 특성 : 다년초로 보통 60cm 정도 자라며 월동 가능하다.
▷ 번식법 : 씨 뿌리기, 꺾꽂이
▷ 재배 : 햇볕과 바람을 좋아하며 과습에 약하다.

▷ 이용 : 줄기, 잎, 꽃
▷ 효능 : 정신을 안정시키며 스트레스 해소, 강장, 소독, 진정, 진통, 혈당강하, 항발진, 항염, 항균 작용
▷ 용도 : 관상용, 식용(요리, 차, 향신료), 향료, 포푸리

원평허브농원

(1) 대표자 : 이종노(011-796-4742)

(2) 주소 : 경기도 화성시 매송면 원평리 181-6

(3) 전화번호 : 031-294-0088

(4) 홈페이지 : http://www.herbsfarm.co.kr

(5) 입장료 : 입장료는 없음.

(6) 규모 : 농장 전체 4,000평

(7) 특성 : 재배포장이 약 400여평, 전시포장 500평, 관리사 1동과 강의온실은 약 100여명이 동시에 실습, 강의가 가능한 곳으로서 120평이며 야외정원 1,500여평으로 구성되어 허브 분화, 생활용품, 포푸리, 방향제, 아로마테라피용품 등 다양한 허브관

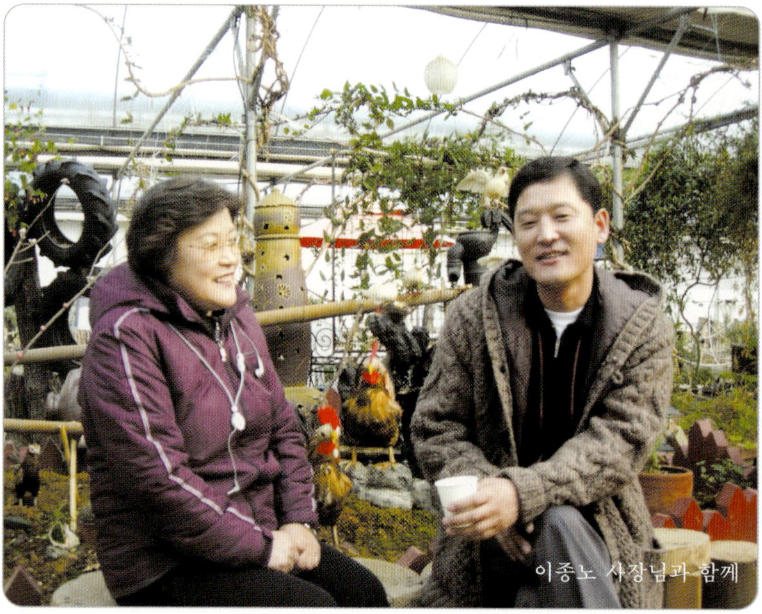

이종노 사장님과 함께

련제품의 구입, 그리고 강의(설명), 체험 등이 언제나 가능한 곳이다.

• 야외정원

허브를 테마로 하기 보다는 유실수를 중심으로 되어있다. 농원에 찾아갔을 때 밤, 대추, 감, 살구 등을 수확하는 재미를 체험할 수 있게 하였다

아울러 허브와 유실수를 동시에 배치하여 꽃과, 허브의 향, 그리고 열매가 주는 풍요로움을 맛볼 수 있다.

• 전시포장

다양향 종류의 허브들을 식재하여 토양의 양분흡수와 충분한 광량으로 마음껏 자라는 허브들을 볼 수 있도록 하였으며 중간, 중간에 Tea 테이블을 배치하여 새로운 느낌의 허브차

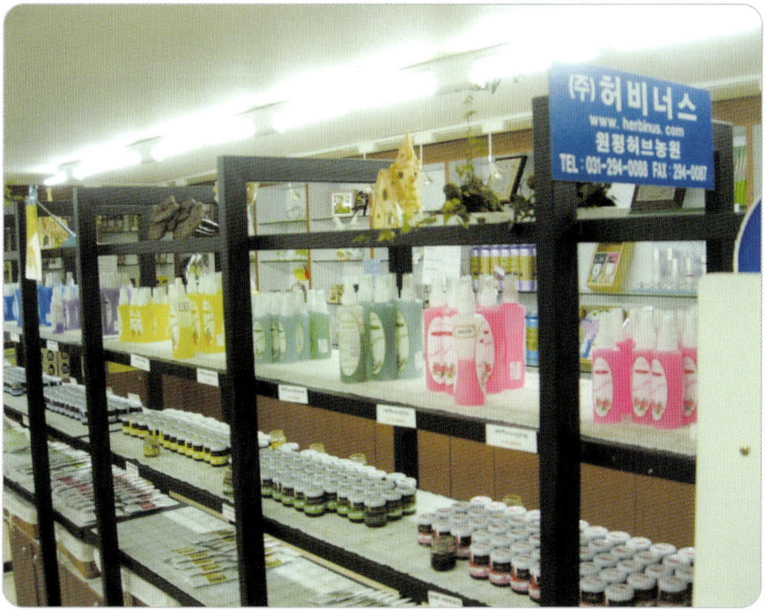

를 마실 수 있으며 음악, 물소리, 새소리 등과 어울어지는 분위기에서 머리위로는 인동덩굴이 가득하여 그윽한 향을 풍기어 정신적 안정과 평온함을 만끽할 수 있도록 조성하였다. 1987년 '원평농원' 으로 시작하여 1997년에 '원평허브농원' 으로 농원명을 바꾸면서 분화 재배를 시작으로 하여 여러 내방객들이 편안하고 아늑하게 쉴 수 있는 가족이, 연인이, 친구들이 언제라도 방문하여 함께할 수 있는 곳이다. 이처럼 모든 사람들과 함께 만들어 가는 '원평허브농원' 이 2000년 7월에 중소기업청으로부터 벤처인증을 받아 제품들을 개발하고자 (주)허비너스를 설립하게 되었다고 한다.

(8) 찾아가는 길 :

〈승용차 이용시〉

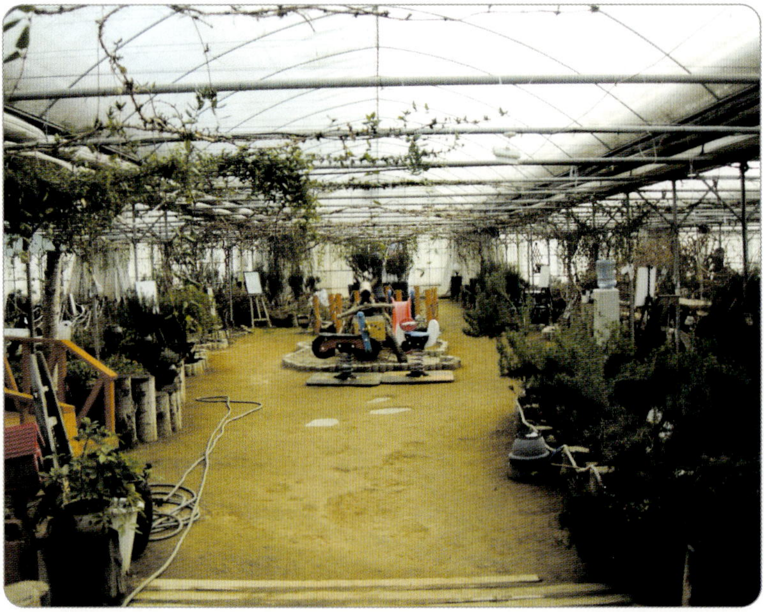

a. 성산대교에서 서부간선도로를 타고 남쪽으로 계속 직진 → 서해안고속도로를 목포방면으로 계속 직진 → 비봉 IC를 나와 수원쪽으로 좌회전하여 약 1.5 km 정도 직진. 우측으로 새로 생긴 오르막길로 올라가 직진, "내리, 원평, 51사단"이라는 이정표, 인터체인지에서 내려와 좌회전, 약 300m정도 좌측에 원평허브농원이 보인다.

b. 서울 외곽순환고속도로에서 서해대교, 당진 방면으로 서해안 고속도로를 타고 계속 직진, 비봉 IC에서 나와 수원쪽으로 좌회전 한 후 위의 항(a항)과 동일하다.

c. 양재동에서 과천쪽으로 "과천, 의왕, 봉담간 고속도로"를 타고 계속 직진. 봉담, 발안, 장안대 방면으로 계속 직진하다가 오른쪽 이정표에 "남양, 비봉, 화성시청, 서해안 고속

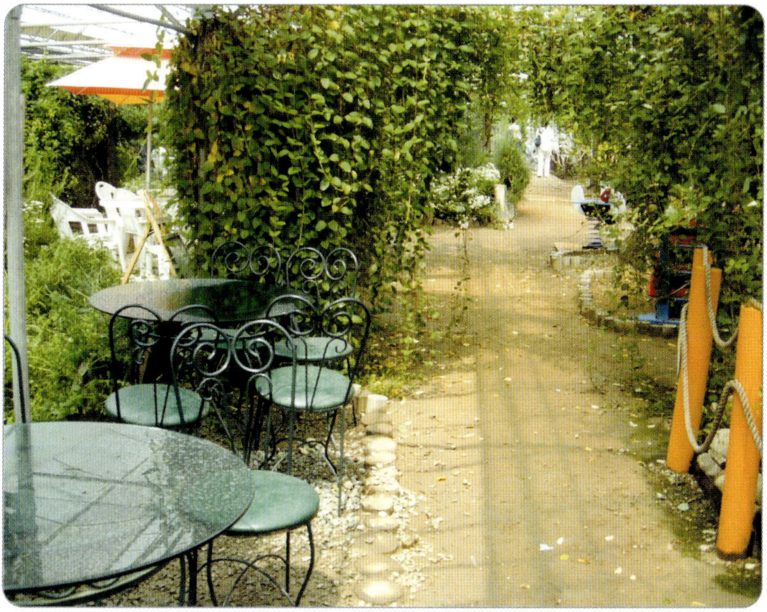

도로 "이정표쪽 인터체인지로 내려와 우회전한 다음, 터널을 통과하여 계속 직진. "원평"이라는 이정표를 지나면 우측의 "원평", "51사단"이라는 이정표를 보고 내려와 우회전. 약 300m전방에 원평허브농원이 보인다.

〈대중교통 이용시〉

a. 수원역에서 시내버스 또는 직행버스(400번, 400-1번, 999번 등)를 타면 약 15분 정도 소요.

b. 전철을 타고 수원역에서 내려 애경백화점 밖으로 나와 백화점 우측의 버스정류장에서 승차.

c. 원평, 어천, 남양, 송산, 제부도, 대부도 등의 방향으로 가는 버스 400번, 490번 400-1번, 999번, 50번 버스를 탄 후, 원평리(원평 매송초등학교)에서 하차, 횡단보도를 건너 약 250m 정도를 걸으면 원평허브농원이 보인다.

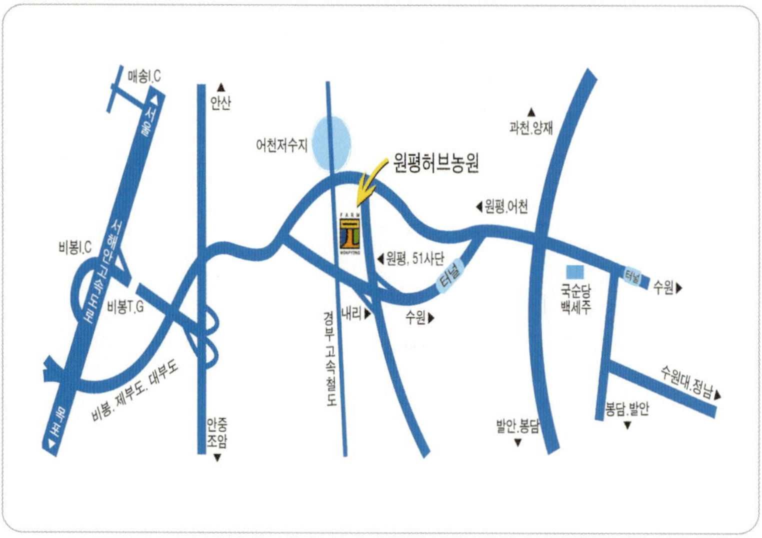

아티초크(Artichoke)

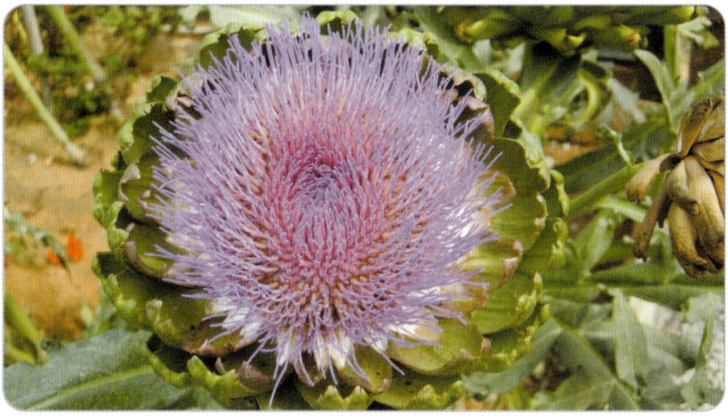

▷ 과명 : 국화과

▷ 학명 : *Cynana scolymus*

▷ 원산지 : 지중해 연안

▷ 특성 : 다년초로 보통 사람 키만큼 자라며 내한성이 강하다.

▷ 번식법 : 씨 뿌리기, 포기나누기

▷ 재배특성 : 해가 잘 들고 물 빠짐이 좋고 비옥한 토양을 좋아한다.

▷ 이용부위 : 어린줄기, 꽃봉오리(식용), 뿌리, 잎(약용)

▷ 효능 : 시장, 비만, 류머티즘, 천식

▷ 용도 : 관상용, 식용(요리, 차), 약용

허브원

(1) 대표자 : 박호선(011-9907-8445)

(2) 주소 : 경기도 고양시 덕양구 원당동 227번지

(3) 전화번호 : 031-969-8445

(4) 홈페이지 : http://www.herbone.co.kr

(5) 입장료 : 입장료는 없음.

(6) 규모 : 농장 전체 600평

(7) 특성 : 허브체험과 허브테마농원으로 준비되어 유치원생부터 학습에 필요한 자료들을 갖추고 체험학습을 위주로 한 교육프로그램을 가지고 학생들을 맞이하고 있다. 박호선 사장은 건국대학교 원예학과에서 대학원까지 마친 석사농군으로

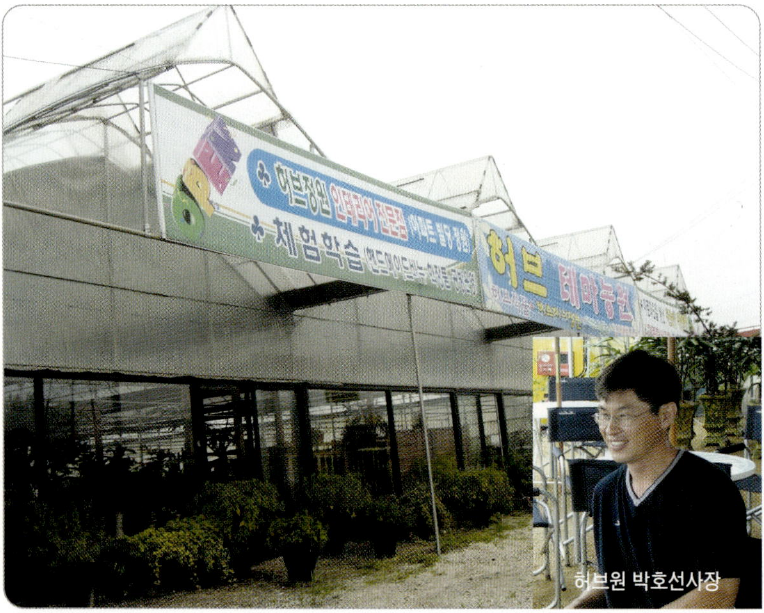

허브원 박호선사장

우리나라에서 초창기에 시작한 허브 전문가이다. 허브원은 부부가 함께 운영하고 있으며 앞으로 커다란 포부와 꿈을 가지고 시작한 허브농원이다. 10년 이상의 허브재배를 경험으로 허브 생산판매뿐만 아니라 허브를 이용한 실내허브장식등도 시공하여 주며 허브를 이용한 다양한 제품과 프로그램을 개발하고 있다. 길가의 허브원은 전시, 판매, 체험을 위주로 하고 허브묘를 생산하는 농장이 근처에 1,200평 규모하우스로 운영되고 있다. 판매가능한 허브분화를 15종류 재배하고 있다. 어린 두 아들을 대상으로 부부가 늘 연구하여 어린이를 위한 허브프로그램을 다른곳보다 만족도 높게 개발 및 운영을 하고 있다.

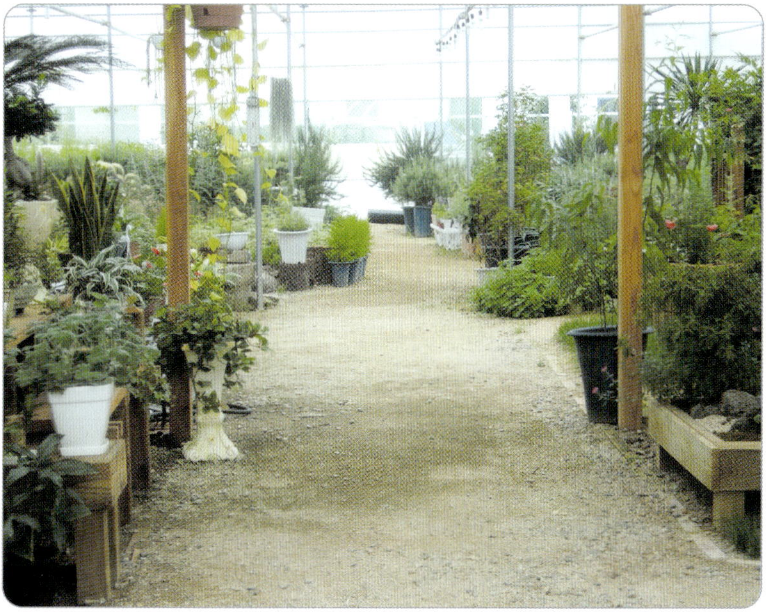

(8) 찾아가는 길 :

〈승용차 이용시〉

원당역에서 의정부 방향으로 2km가면 S-oil이 있고 건너에 LPG충전소가 있으며 그옆에 허브원이 위치하고 있다.

〈대중교통 이용시〉

3호선 원당역에서 2km 거리에 있으므로 택시를 이용하는 것이 좋다.

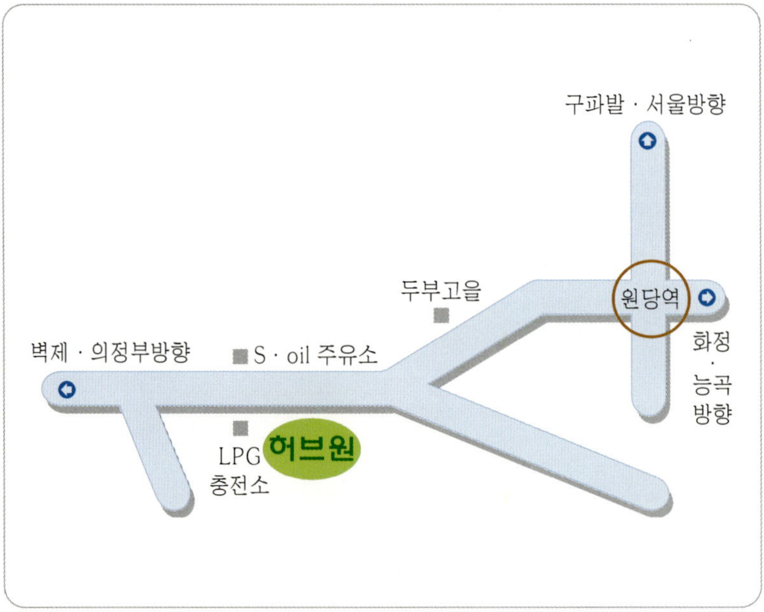

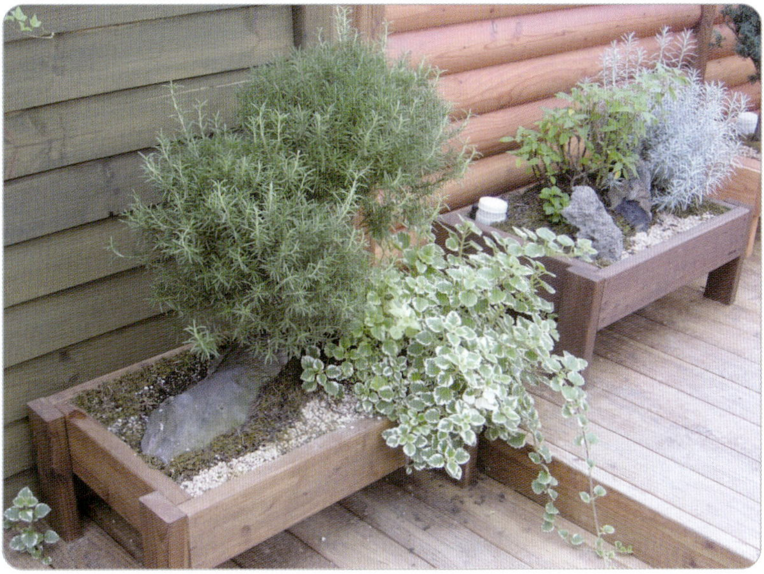

데크를 이용한 허브장식

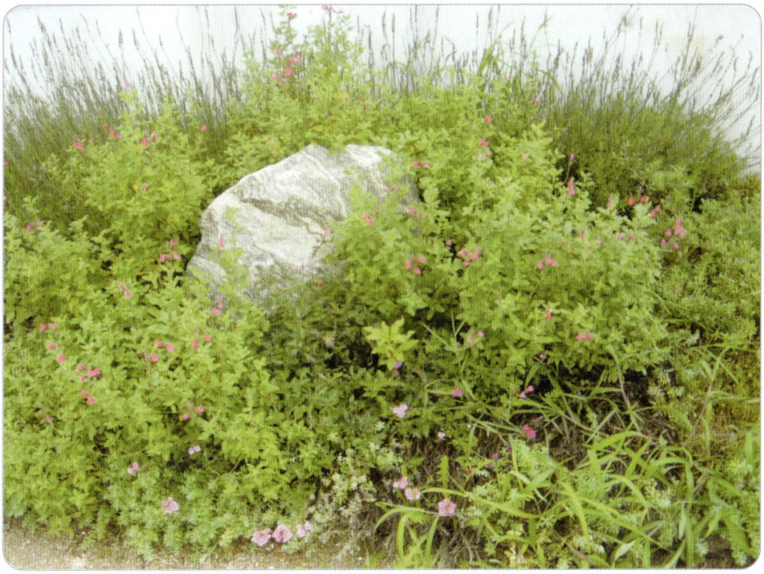

체리세이지

타임(Thyme)

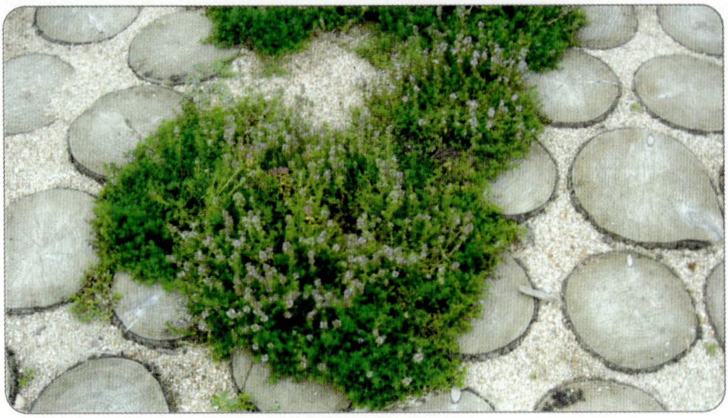

▷ 과명 : 꿀풀과

▷ 학명 : *Thymus vulgaris*

▷ 원산지 : 지중해 연안, 유럽

▷ 특성 : 다년초이며 20cm 이내로 자라며 내한성이 강하다.

▷ 번식법 : 씨 뿌리기, 꺾꽂이, 포기나누기, 휘묻이

▷ 재배 : 햇볕과 바람을 좋아하며 많은 비료는 좋지 않다.

▷ 이용부위 : 줄기, 잎, 꽃, 오일

▷ 효능 : 살균, 방부, 소독, 구충, 감기예방, 방충효과, 피부세정효과, 피로 회복, 스트레스해소

▷ 용도 : 관상용, 식용(요리, 차, 향신료), 향료, 포푸리, 미용

프로방스

(1) 대표자 : 하명근

(2) 주소 : 경기도 파주시 탄현면 성동리 82-1

(3) 전화번호 : 031-945-7547

(4) 홈페이지 : http://www.provence.co.kr

(5) 입장료 : 입장료는 없음.

(6) 규모 : 전체 4,000평

(7) 특성 : 프로방스는 임진강, 한강과 서해바다가 교차하는 뛰어난 자연 경관과 그 자연속에서 스스럼없이 동화되는 뛰어난 건축물들이 함께 어우러져 한 편의 서정시를 연출하고 있으며 어느 한 계절도 변화없는 모습이기를 거부하고 단지 내의

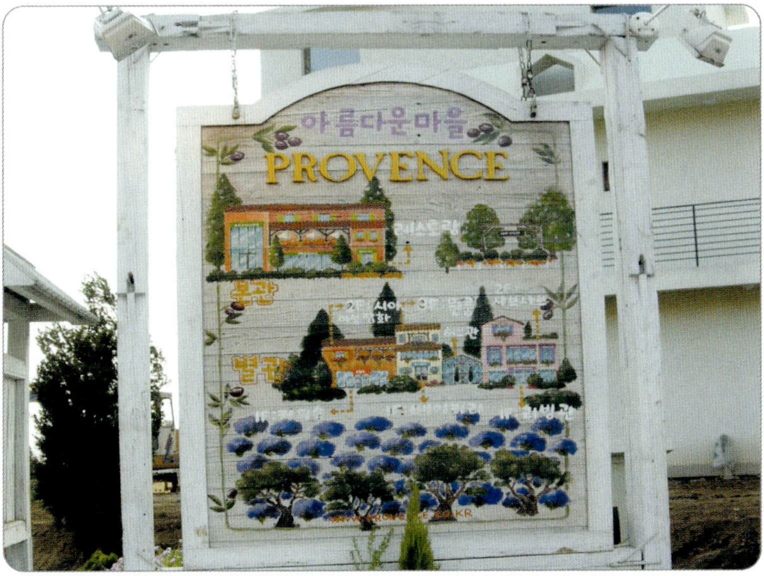

프로방스 안내도

꽃 한 송이라도 계절에 맞게 다시 배치되도록 건물 외관의 컬러 코디네이션을 새로 구성하는 등 고객에게 항상 새로운 모습을 보여주고 있다.

- **프로방스 레스토랑**

  사용되는 양식기를 디자인하고 제작하는 리빙을 따로 마련하고 있고 방문객들이 즐겨 드는 빵을 준비하는 유럽식 제과점도 있다.

  이렇듯 각각은 독립된 개체로 뛰어난 창의력을 발휘하여 각각의 상점이 최대의 경쟁력을 가지도록 노력하고 있다.

- **프로방스 리빙**

  도자기샵, 플라워샵, 허브샵, 잡화샵, 패브릭샵, 가구샵 등 구획된 분야별로 운영되고 있으며 이들은 독립된 운영 형

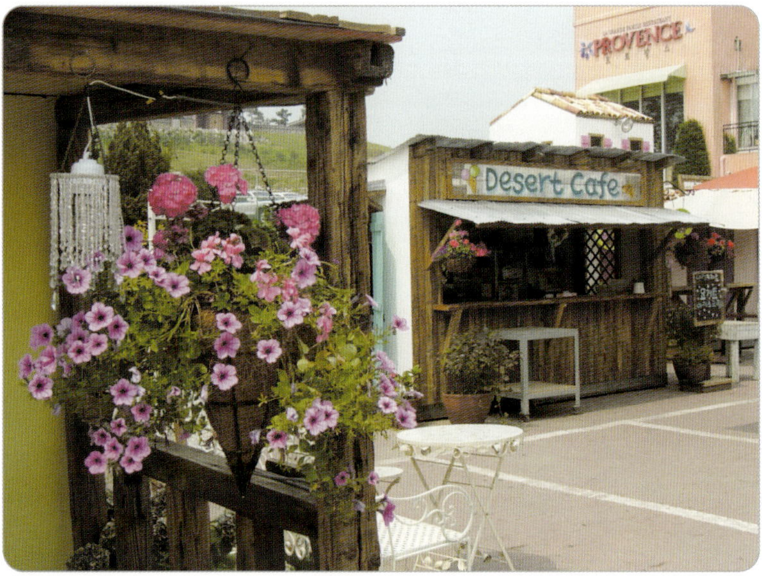

제라늄 행잉 장식

태속에서 모두가 함께 어우러지는 조화를 이루고 있다.

- **야외정원**

  사과나무를 중심으로 주변에 여러가지 허브들이 심겨져 있다. 특히 파인애플세이지가 커다랗게 자라서 사진찍기에 배경으로 적합하다.

(8) 찾아가는 길 :

〈승용차 이용시〉

자유로에서 문산방면으로 가다가 <통일전망대> 안내판에 따라 자유로를 빠져 나와서 첫 번째 사거리 신호에서 좌회전, 좌회전 후 바로 30여미터 가다가 신호등 없이 비보호 좌회전 한 후 왕복 2차선의 오르막길 포장도로를 따라 600여미터 가면 왼쪽에 프로방스가 보인다. 주차장이 매우 넓다.

〈대중교통 이용시〉

지하철 3호선 구파발역에서 금촌행 버스를 타고 금촌역에서 내려 2번 또는 3번 (보통 1시간 30분에 한대 운행) 시내버스를 타고 20분 정도 가서 프로방스(성동리 구판장) 앞에서 하차하면 된다.

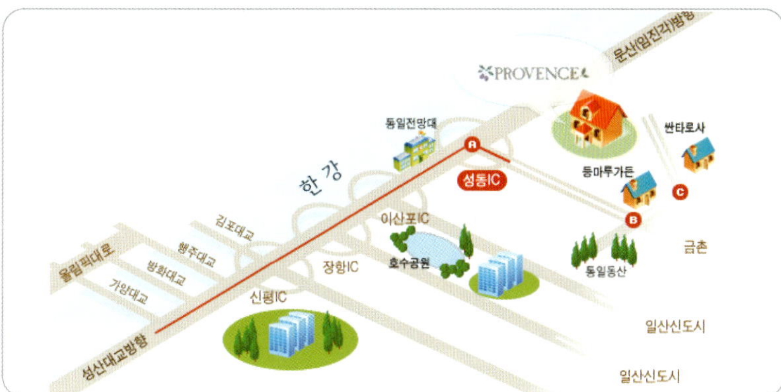

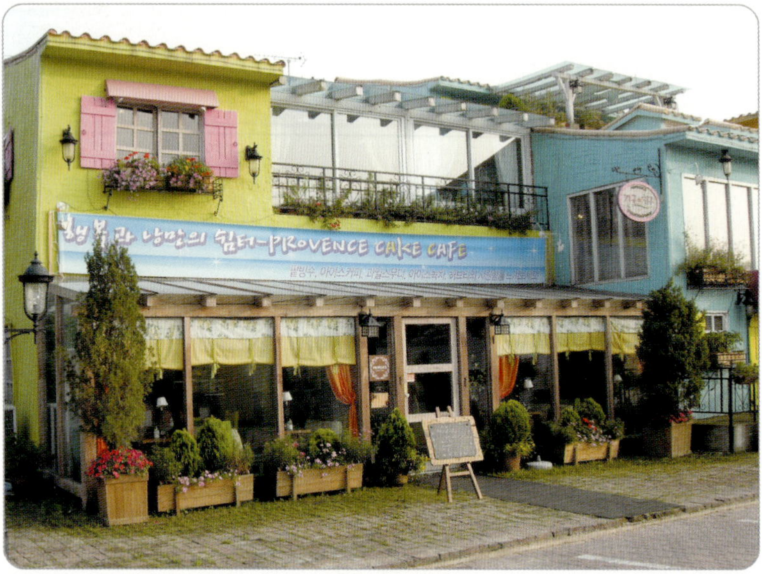

카페와 베이커리

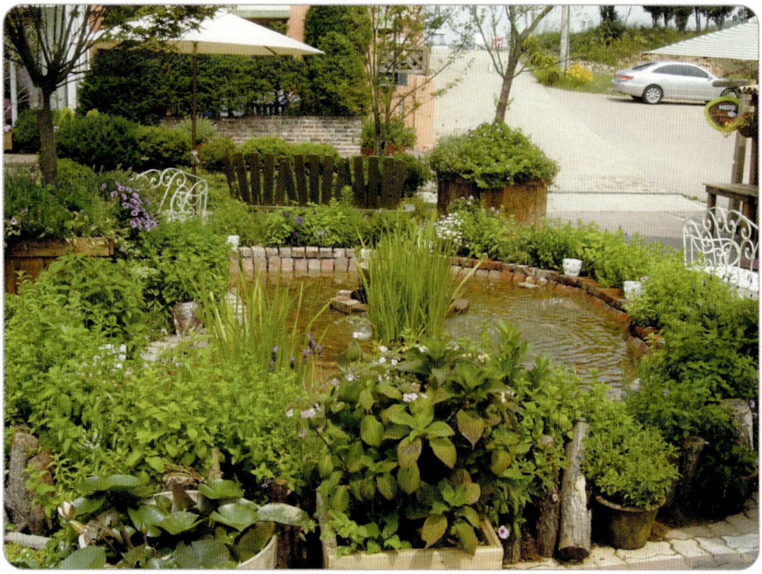

허브연못

야로우(Yarrow)

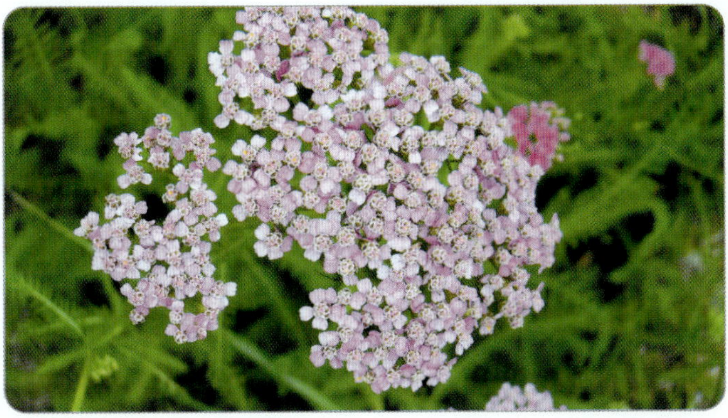

▷ 과명 : 국화과
▷ 학명 : *Achillea millefolium*

▷ 원산지 : 유럽, 북미
▷ 특성 : 다년초로 월동가능하며 1m 정도 자란다.
▷ 번식법 : 씨 뿌리기, 꺾꽂이
▷ 재배 : 햇볕과 바람을 좋아하며 과습에 약하다.

▷ 이용부위 : 잎, 꽃, 뿌리
▷ 효능 : 지혈, 살균, 감기, 건위, 이뇨, 혈압강하, 알레르기성 습진, 피부세정, 관절염, 설사
▷ 용도 : 관상용, 식용(요리, 차, 향신료), 향료, 포푸리, 미용

양평들꽃수목원

(1) 대표자 : 정일모(011-221-3107)

(2) 주소 : 경기도 양평군 양평읍 오빈리 365-5

(3) 전화번호 : 031-772-1800

(4) 홈페이지 : http://www.nemunimo.co.kr

(5) 입장료 : 개인 입장료는 어른 5,000원 어린이는 3,500원이고 상이군경, 경로우대자, 장애우 50%할인이며 단체할인은 없다. 단체입장객(20인이상)에 한 하여 가이드가 동반된다.

(6) 규모 : 농원 전체 3만평

(7) 특성 : 자연학습장, 자연생태박물관, 열대식물원, 수생습지, 야생화전시원, 허브전시원, 강변산책로, 떠드렁섬, 천

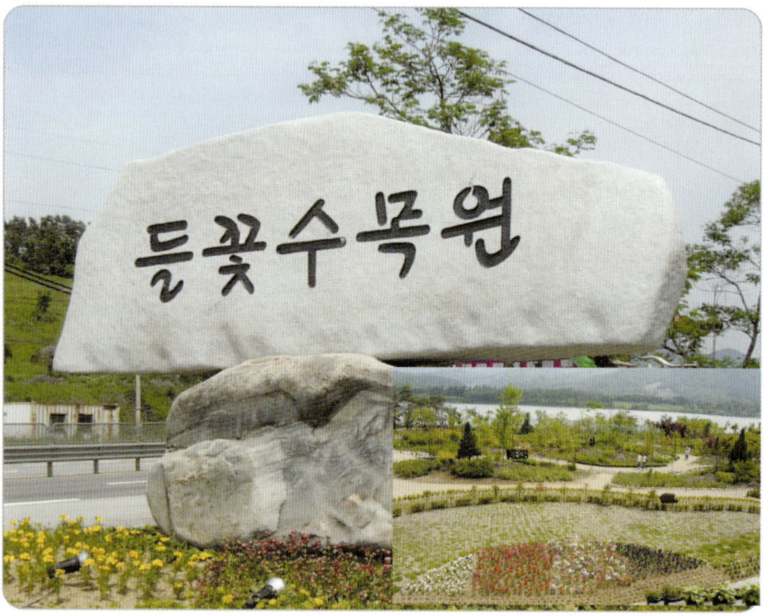

문대, 생태연구소, 들꽃휴게소, 자동차극장 등으로 되어 있으며 자연학습체험장에는 우리나라에서 멸종되어져가고 있는 토종 야생화가 약 200여종이 전시, 분포되어져 있어 어린이 및 청소년들에게 산 교육장이 되고 있고 아울러 온가족이 여가시간에 즐길 수 있는 체험장으로 꾸며져 있어 우리나라의 야생화를 관찰할 수 있고, 또한 전문가이드가 항상 상주하여 도움을 주고 있다. 교육 및 연구, 관람을 위하여 오시는 분들을 위하여 단지를 계획 · 조성하였다.

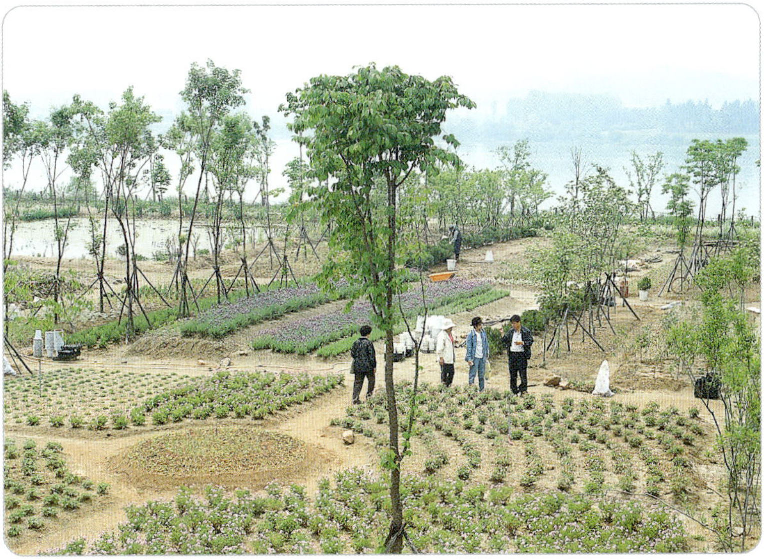

실외 허브정원

▶ 체험학습 프로그램

- 야생화 화분 만들기 : 계절별 야생화를 예쁜 화분에 심기
- 허브 비누 만들기 : 아로마 오일을 이용해 미용비누 만들기)
- 허브 양초 만들기 : 아로마 오일을 이용해서 개성있는 양초 만들기
- 천연 염색하기 : 치자, 소목을 끓인 물에 손수건, 티셔츠 등을 염색
- 천연 염색 그리기 : 실크위에 크레파스와 천염염료를 이용하여 멋진 그림 그리기
- 압화 열쇠고리, 자, 액자 만들기 : 압화를 이용하여 여러 가지 소품을 만들기

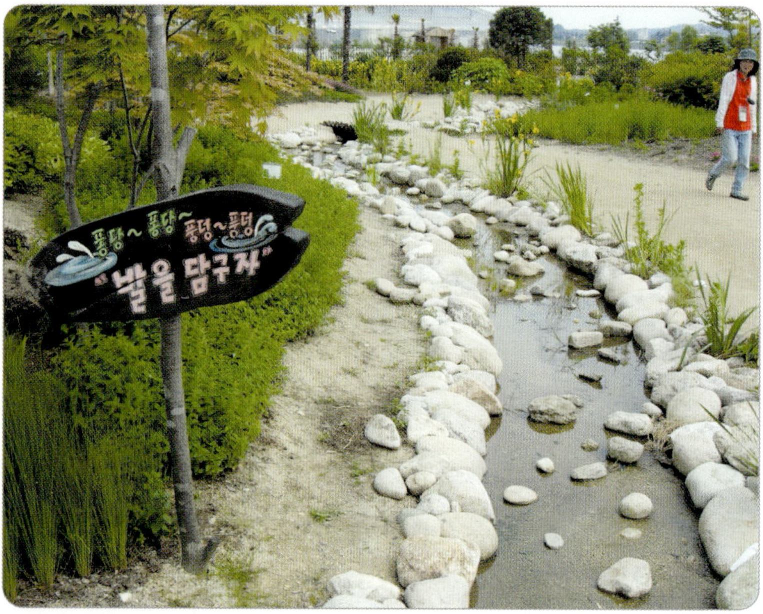

▶ 계절별 체험학습 프로그램

- 봄
  - 습지 관찰하기(습지식물과 수서곤충을 채집하고 관찰
  - 맨발체험하기 : 맨발로 흙 위를 걷기
  - 자벌레 놀이 : 두친구가 짝을 지어 야생성 곤충이 되어 보기
- 여름
  - 민물고기 잡기 체험 : 미꾸라지 등을 직접 손으로 잡아 보기
  - 모래 놀이 : 두꺼비집도 지어보고 멋진 모래성도 쌓아 보기
- 가을
  - 자연물 엽서 만들기 : 낙엽이나 꽃 풀등을 이용하여 멋진

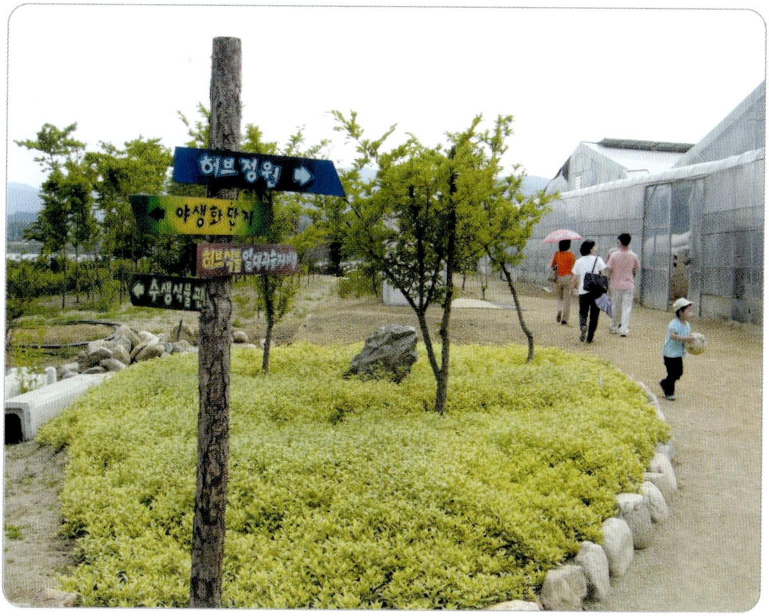

엽서를 만들기

· 징검다리 건너기 : 통나무 징검다리를 친구들과 함께 걸어보기

· 고구마캐기 : 잘익은 고구마를 캐도 보고 먹어도 보기

-겨울

· 얼음 썰매 타기 : 얼음 위에서 썰매를 타기

· 팽이 치기 : 얼음 위에서 팽이 치기

· 연 날리기 : 우리의 전통연을 만들고 강변에서 날려 보기 (이곳은 주변에 전봇대가 없어서 유리하다.)

· 나무수피(나뭇잎) 탁본 뜨기(나무마다 틀린 모양의 무늬를 가지고 있으므로 나무의 겉 모양의 다양함을 직접 눈으로 확인해 보기)

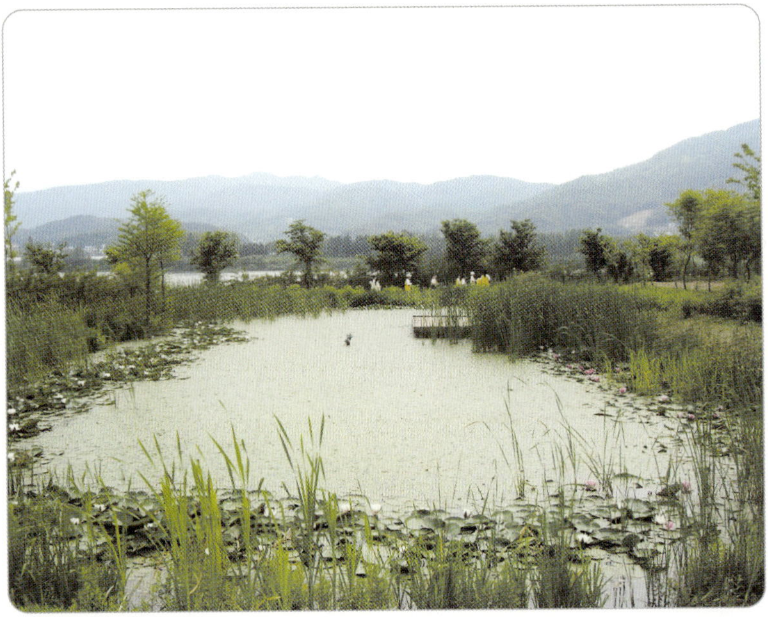

· 나이테 관찰 : 나무의 나이테를 보면 나무가 겪어온 자연 생태를 가늠해 볼 수 있으므로 나무의 나이테를 관찰하고 그 나무의 나이와 생태를 추적해 보기

(8) 찾아가는 길 :

〈대중교통 이용시〉

서울 상봉터미널이나 동서울터미널에서 직행버스 이용해 양평버스터미널에 내린 후 택시 이용(기본 요금).

〈승용차 이용시〉

서울에서 출발한다면 강남지역은 미사리 지나 양평대교 이용, 강북은 구리시 도농삼거리 지나 6번 국도를 이용한다. 5개의 터널을 지나 남한강변을 오른쪽에 끼고 달리다보면 양평읍 초입에 위치하고 있으며 간판이 보임.

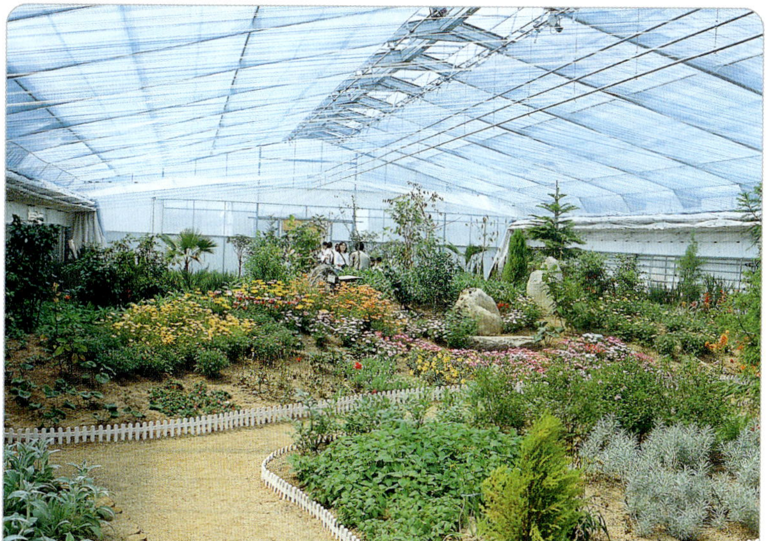

실내 허브정원

a. 구리 또는 남양주~덕소~팔당~양수리~비행기카페(우측)~들꽃수목원(우측)시골콩나물국밥집 간판

b. 미사리~팔당대교(팔당)~양수리~비행기카페(우측)~(주)들꽃수목원(들꽃수목원)

c. 양평시내에서 6번국도로 서울방향으로 1.6Km지점의 SK가스 충전소(수인가스) 조금지나 신호등 받아U턴 바로 우측진입

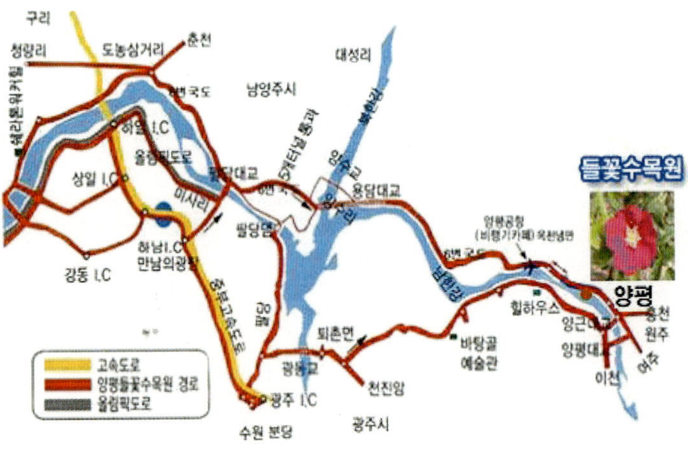

레몬버베나(Lemon verbena)

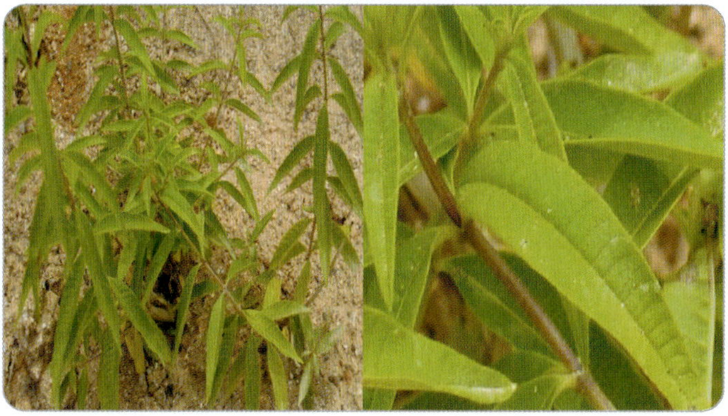

▷ 과명 : 마편초과

▷ 학명 : *Aloysia triphylla*

▷ 원산지 : 남미, 칠레

▷ 특성 : 다년초로 1m 정도 자란다.

▷ 번식법 : 씨 뿌리기, 꺾꽂이, 포기나누기

▷ 재배 : 햇볕과 바람을 좋아하며 과습과 많은 비료는 좋지 않다. 내한성은 약하다.

▷ 이용부위 : 줄기, 꽃, 오일

▷ 효능 : 소화촉진, 진정, 이뇨작용, 감기 해열, 기관지염, 코의 충혈을 진정.

▷ 용도 : 관상용, 식용(요리, 차), 향료, 포푸리, 미용, 염료

풀향기나라

(1) 대표자 : 김종선(011-1721-9956)

(2) 주소 : 경기도 양평군 용문면 덕촌리 14-1

(3) 전화번호 : 031-771-1809

(4) 홈페이지 : http://www.pulpul.co.kr

(5) 입장료 : 개인 입장료는 없고 단체는 3,000원

(6) 규모 : 농장 전체 1,800평

(7) 특성 : 2000년에 개원한 풀향기나라는 용문사가는 길목에 위치하고 있어서 찾기가 쉽다. 부부가 딸과 함께 가족 중심의 운영을 하고 있으며 인간에게 유용한 식물인 허브와 우리 주변에서 사라져가는 야생화를 모아서 조성하였다. 주물럭화분이

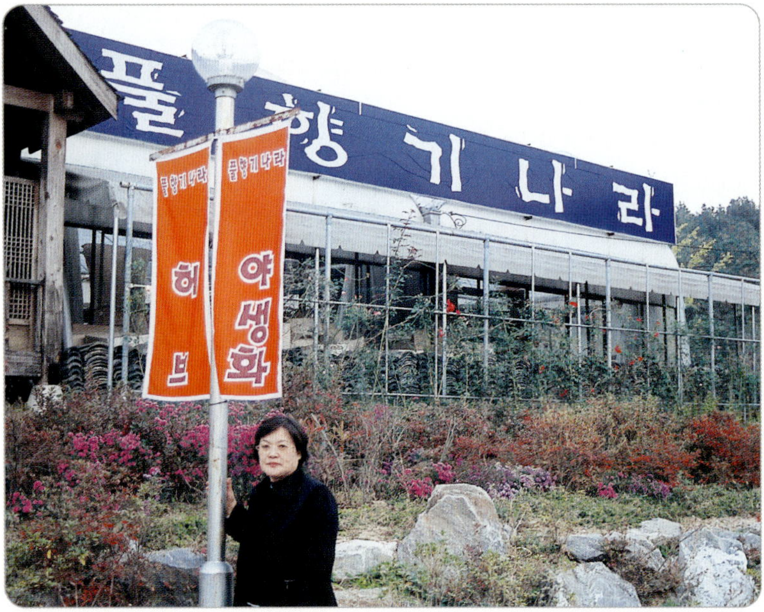

라는 개성있는 화분을 개발하여 야생화나 허브에 색다른 맛을 낼 수 있도록 분위기를 조성하고 약 20여종 이상의 허브와 100여종의 야생화를 판매 및 전시하고 있으며 입장료를 지불한 단체객은 허브화분이나 허브용품을 증정하고 건강이 필수인 현대인을 위한 허브의 100% 원액을 추출하여 만든 아로마테라피 관련 제품과 허브의 생잎으로 만든 허브차 등의 각종 제품을 판매하고 있다. 정자에 앉아서 야외 정원을 감상하며 차를 마실 수 있는 공간이 마련되어 있어 한층더 허브향의 분위기를 느낄 수 있다.

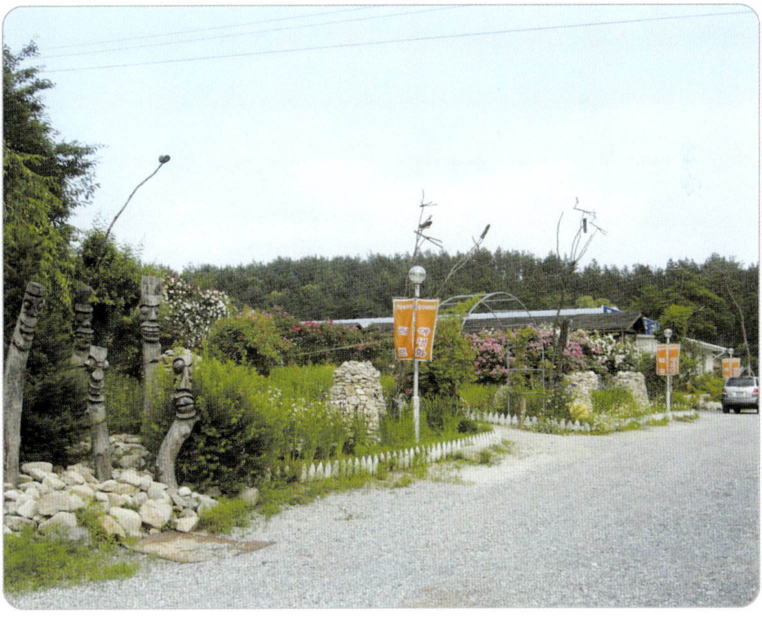

(8) 찾아가는 길 :

〈대중교통 이용시〉

동서울터미널에서 용문가는 버스를 타고 양평터미널을 거쳐서 용문터미널에 내려 택시로 용문사 가는 도중에 우측에 간판이 보이면 내린다. 택시비는 약 3,000원

〈승용차 이용시〉

양평에서 홍천으로 향하는 6번국도를 따라서 가다가 양평읍을 지나고 용문휴계소도 지나서 오른쪽에 용문사가는 이정표를 보고 내려가서 좌회전하여 200여 미터를 가면 오른쪽에 간판이 보인다.

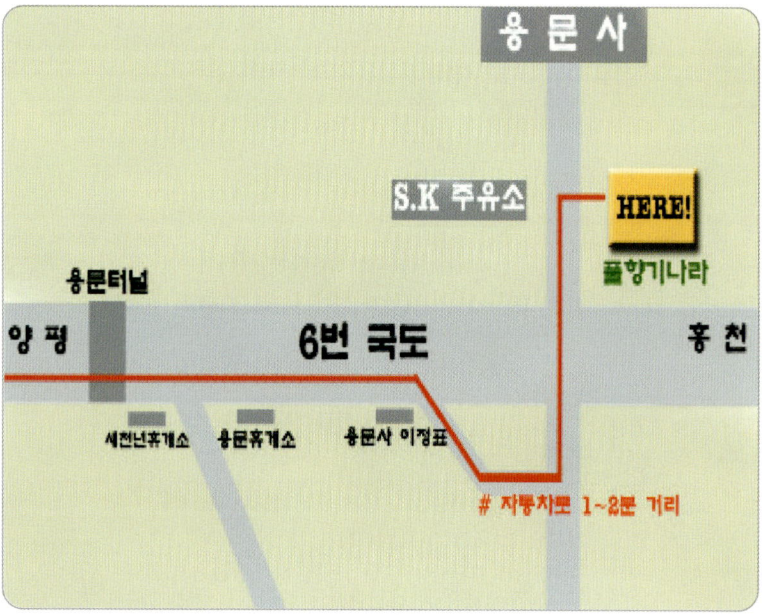

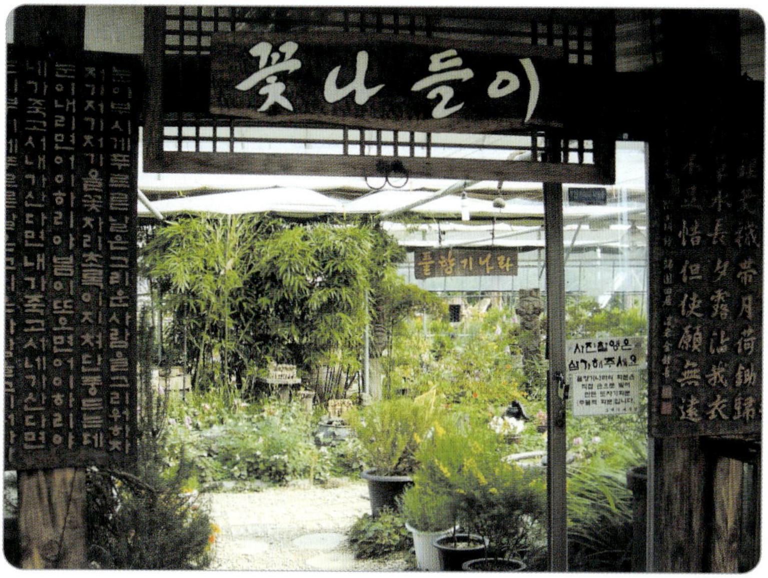

실내정원 입구

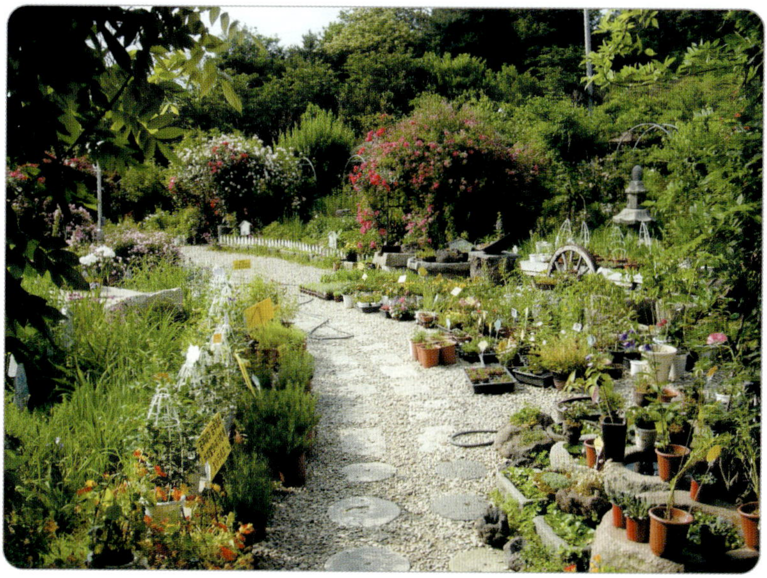

실외 정원의 허브와 야생화

말로우(Mallow)

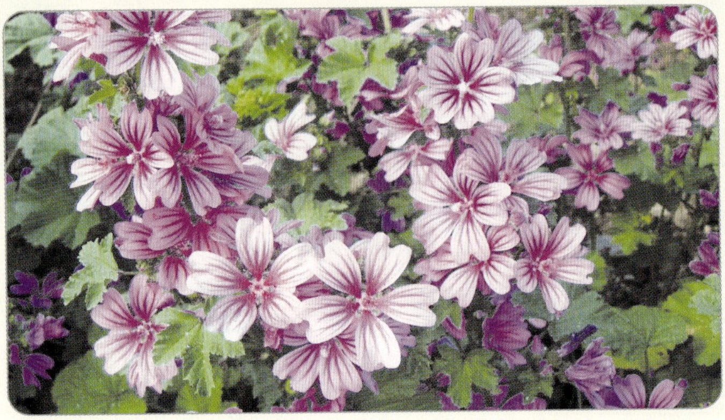

▷ 과명 : 아욱과

▷ 학명 : *Malva sylvestris*

▷ 원산지 : 유럽 동부

▷ 특성 : 다년초로 월동가능하며 1m정도까지 자란다.

▷ 번식법 : 씨 뿌리기, 포기나누기

▷ 재배 : 물 빠짐이 좋고 비옥한 토질을 좋아하고, 과습을 싫어한다.

▷ 이용부위 : 잎, 꽃, 뿌리

▷ 효능 : 괴혈병 예방, 강장제, 소화촉진, 살균, 항균, 감기, 머리카락

▷ 용도 : 관상용, 식용(요리, 차), 오일, 포푸리용

원당허브랜드

(1) 대표자 : 고창수(010-4717-7997)

(2) 주소 : 경기도 고양시 덕양구 원당동 201-4

(3) 전화번호 : 031-966-0365

(4) 홈페이지 : http://www.wondangherbland.co.kr

(5) 입장료 : 입장료는 없음.

(6) 규모 : 농장 전체 2,000평

(7) 특성 : 비닐하우스를 이용하여 실내정원과 육묘장, 허브상점과 찻집을 운영하고 있다. 심신치료로부터 목욕제, 화장품, 차, 요리에 이르기까지 약방의 감초처럼 쓰임새가 다양한 허브. 2천여 평 대지 위에 재배되는 60여종의 허브와 각종 허브관련

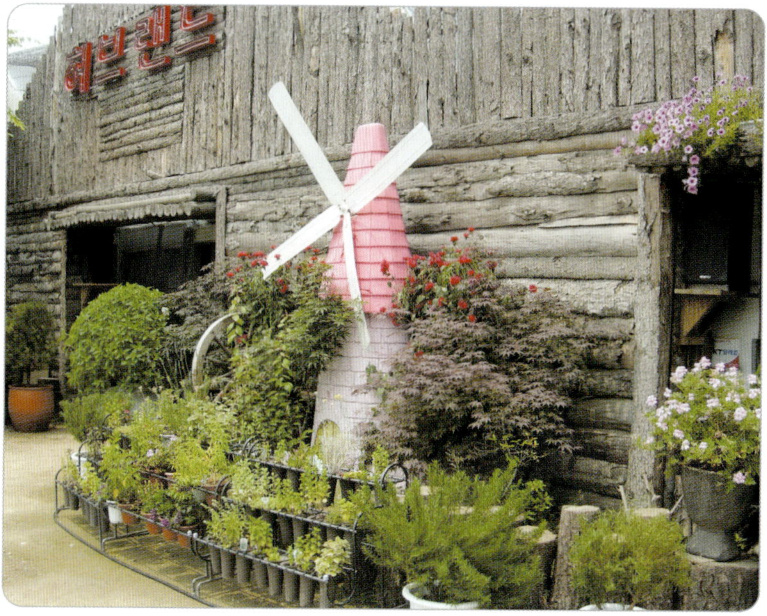

제품을 볼 수 있는 허브랜드는 고양시 유일의 허브관광공원으로 국내에 수입되는 허브의 모든 종류가 재배되고 있다.
허브의 향기에 흠뻑 젖다보면 일상의 피로쯤은 말끔히 씻어버실 수 있는 예쁜 공간으로 100여가지의 제각기 다른 향을 뿜내는 허브들이 가득한 식물원은 여러가지 종류의 허브식물들을 관람할 수 있고 구입하실 수 있는 실내 농장이기도 하다. 쟈스민, 제라늄, 로즈마리, 라벤더, 세이지 등의 친숙한 허브들이 올망 졸망 모여 있고 화분 판매, 분갈이와 제대로 자라지 못한 허브들의 치료도 정성껏 해주고 있다.

• 허브랜드 샵

입구에 들어서는 순간 진한 허브향을 맡을 수 있는 허브향기가게는 허브차, 포푸리, 향기치료용품, 허브 수공예품등

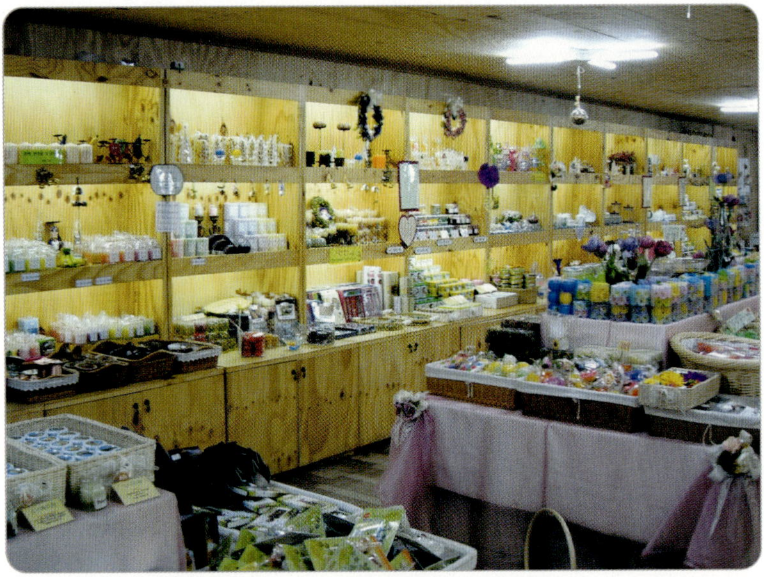

허브용품 매장

의 다양한 허브제품의 천연허브향으로 향기로움을 더해준다.

- **허브랜드 식당**

  허브 가루가 첨미되어 향긋한 허브향과 부드러운 고기맛을 동시에 느낄수 있는 허브 갈비찜, 싱싱한 야채와 허브즙으로 색을 우려낸 허브비빔밥, 생허브 잎으로 지져내어 눈과 코와 입이 즐거운 각종 허브전 등 향긋한 허브와 꽃이 들어있는 맛있는 음식들을 준비하고 방문객을 맞이하고 있다.

- **촛불카페**

  수백가지 아로마 향초가 가득하다. 허브향이 가득한 카페에서 허브차와 다양한 차를 음미할 수 있다.

최근에 파주에 3만평규모로 허브식물원을 준비중에 있다.

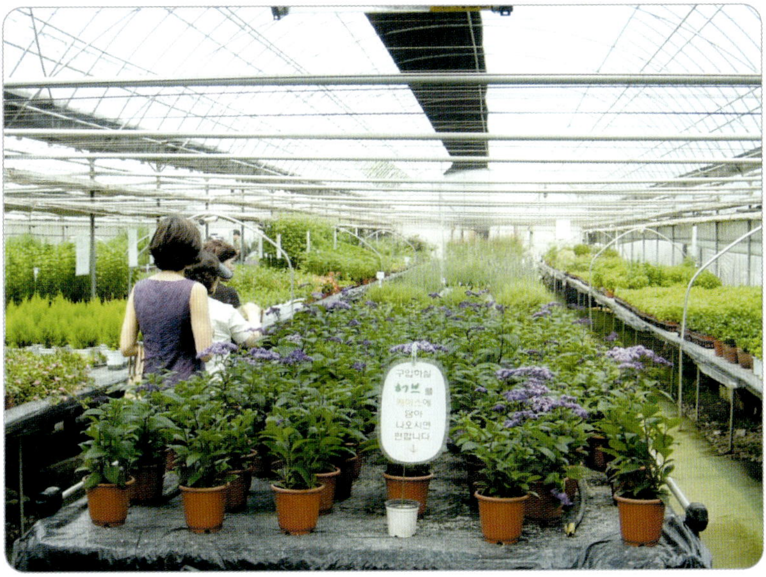

허브온실

(8) 찾아가는 길 :

〈승용차 이용시〉

원당역에서 의정부 방면으로 500m 정도 직진을 한 후 첫 신호에서 우회전을 하면 두부마을이 보이고 두부마을 앞으로 직진하면서 이정표를 따라 진행하면 쉽게 찾을 수 있다. 오솔길은 차량 1대만 지날 수 있는 작은 길이니 조심해서 진행하도록 한다.

〈대중교통 이용시〉

3호선 원당역에서 하차하여 택시를 이용하면 된다. (택시비는 약 3,000원)

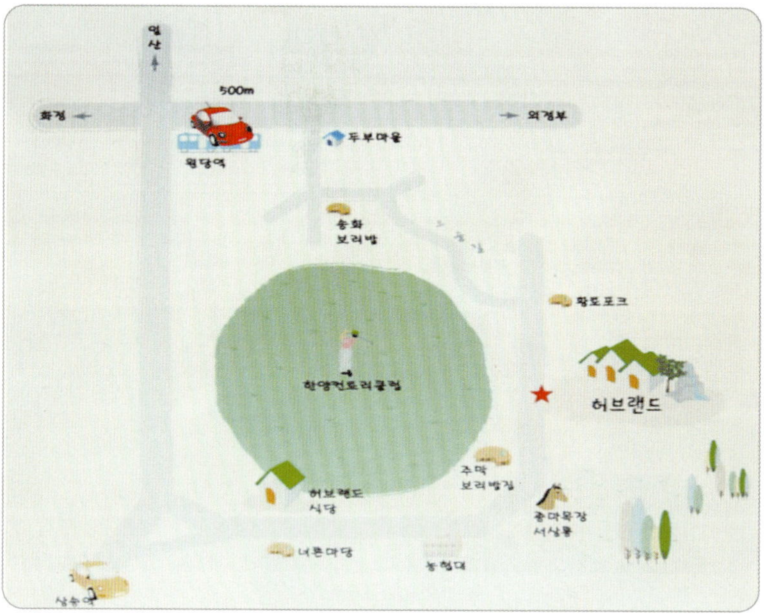

레몬밤(Lemon balm)

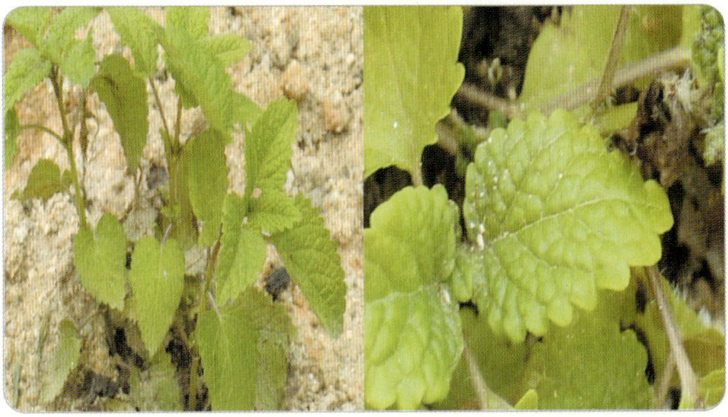

▷ 과명 : 꿀풀과
▷ 학명 : *Melissa officinalis*

▷ 원산지 : 유럽남부, 지중해 연안, 서아시아
▷ 특성 : 다년초로 내한성이 있으며 60-90cm 정도 자란다.
  번 식 법: 씨 뿌리기, 꺾꽂이, 포기나누기
▷ 재배특성 : 너무 강한 햇빛에서는 오히려 생장이 좋지 않을 수 있다. 밝은 그늘이나 오전에만 빛이 비치는 환경에서 더욱 잘 자란다.

▷ 이용부위 : 줄기, 잎, 오일
▷ 효능 : 머리를 맑게, 정신집중, 기억력 증진, 강장, 진통, 살균, 해독작용, 두통, 감기
▷ 용도 : 관상용, 식용(요리, 차), 향료, 포푸리, 미용

장흥허브테마공원

(1) 대표자 : 김영안(017-259-8202)

(2) 주소 : 경기도 양주군 백석면 기산리 414-1

(3) 전화번호 : 031-871-8202

(4) 홈페이지 : http://www.herb-4u.co.kr

(5) 입장료 : 입장료는 없음.

(6) 규모 : 대지 1,500평, 건평 1,000평

(7) 특성 : 장흥허브테마공원은 15년전 장흥돌고개에서 작은영토라는 이름으로 시작하여 많은 이들의 사랑을 받으며 장흥을 대표하는 명소로 자리메김하자 이곳 기산리 호수가에 작은 영토 Ⅱ 라는 라이브카페로 또하나의 명소를 만들어 내부의

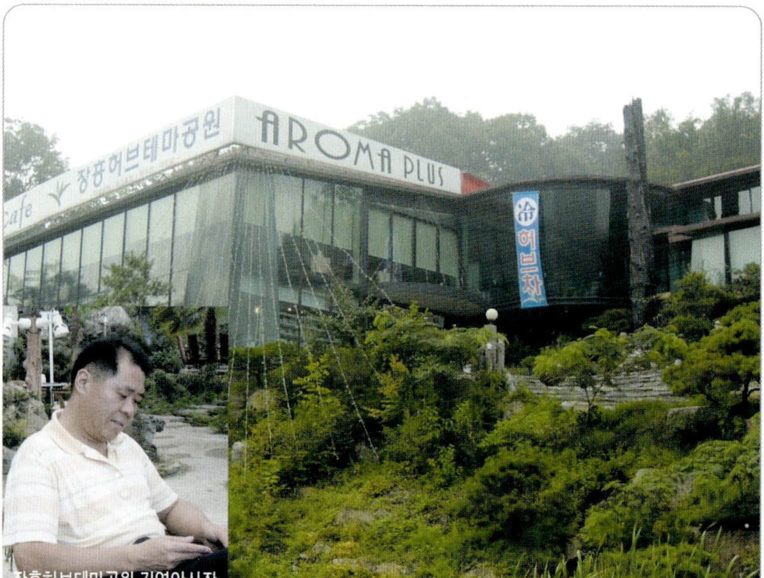

장흥허브테마공원 김영안사장

자연 그대로의 바위계곡을 건물안으로 들여와 허브식물과 관엽식물로 자연스러운 풍경을 연출하고 대형식물원으로 또한 야외조각공원으로 많은 사람들의 발길이 끊이지 않는 곳으로 유명하다. 주차장과 건물사이에는 작은 연못이 있고 진입로 계단 오른쪽으로는 잔디밭을 따라 조형물 · 조각품이 있어 가볍게 바람을 쏘이며 산책하기에 좋은 테마공원이다.

편안한 휴식을 찾아 도시를 나선 이들에게 쉼터를 제공하고 뜻깊은 만남을 위한 이들에게는 기억에 남을 특별한 추억을 만들어 갈 만한 곳이기도 하다. 식사후에 호수가를 거닐며 산책할 수 있다는 것도 매력적이다.

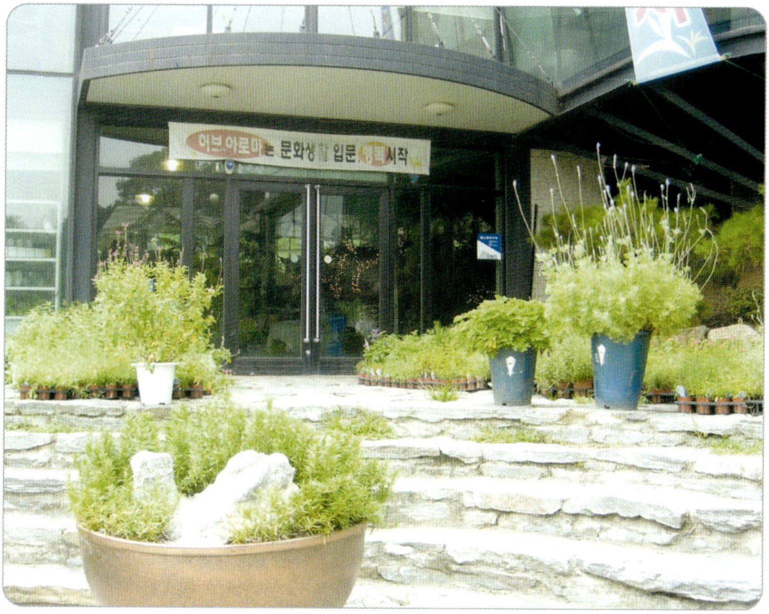

(8) 찾아가는 길 :

〈승용차 이용시〉

a. 구파발에서 출발할때 - 구파발 삼거리에서 북한산성방면으로 우회전한 후 약 7백미터 쯤 가서 다시 일영방향으로 좌회전하여 계속 349번 지방도를 이용 북쪽으로 10km쯤 더 가면 고가도로가 나오고, 농협 옆으로 P턴하면 장흥유원지 들어가 기산리쪽을 향하여 직진하다가 호수가 나오면 좌회전하여 2~3분정도 직진하다 오른편에 테마공원을 발견할 수 있다.

b. 올림픽대로에서 출발할때 - 올림픽대로 이용시 행주대교를 건너서 39번 국도를 이용하여 의정부 방면으로 계속 직진하여 15분정도 가면 통일로를 가로지르는 3번째 고가도

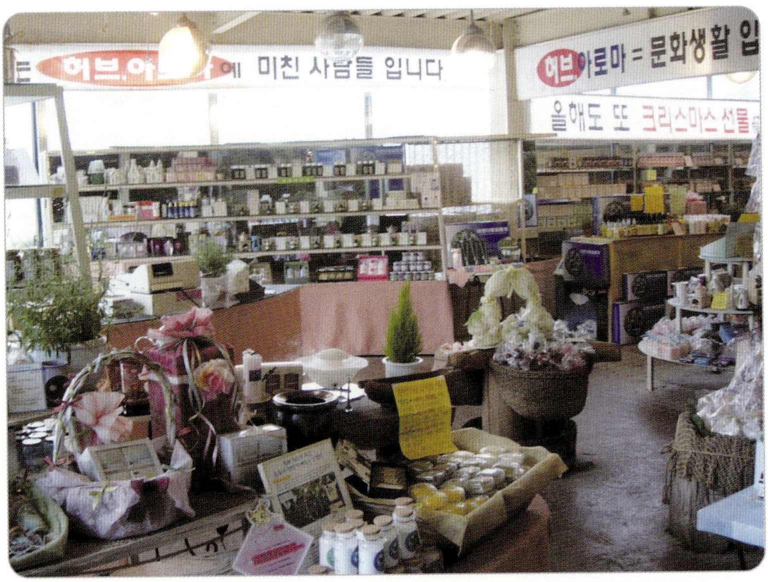

허브용품 매장

로를 건너게 된다. 이곳부터 3km쯤 가면 좌측으로 고양동 삼성아파트 단지가 나타나고, 이곳에서 3km쯤 더 의정부 방향으로 직진하면 고가도로가 나오고 '장흥국민관광지' 라는 이정표가 나온다. 고가도로를 내려서면서 좌회전신호을 받거나 우측차선에서 농협 옆길로 P턴을 하면 장흥유원지로 들어가게 된다.

〈대중교통 이용시〉

지하철 3호선 구파발역에서 1번 출구로 나오면 버스정류장이 있다. 이곳에서 경기도 시내버스인 대성여객 36번버스를 이용하면 되고 배차시간은 20분 간격이며, 소요시간은 약 20분정도이다.

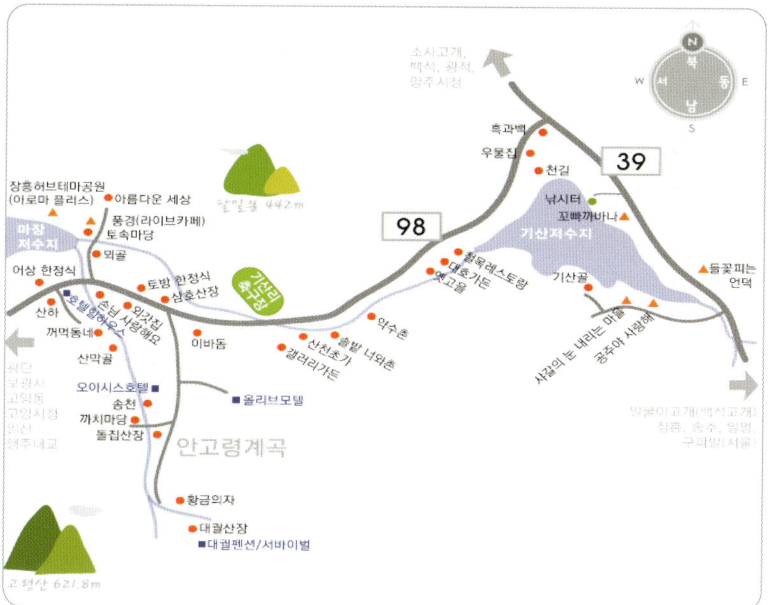

민트(Mint)

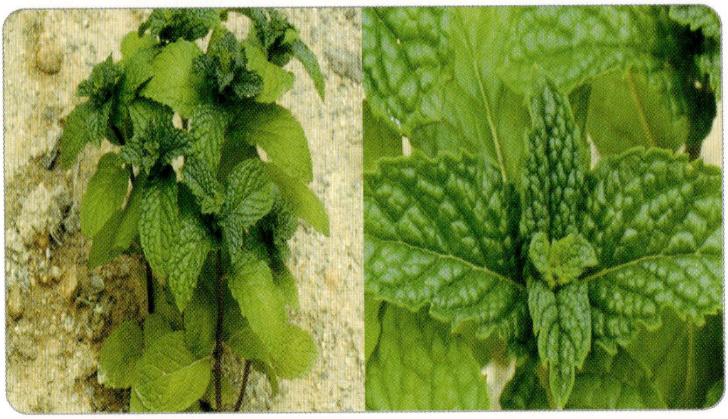

▷ 과명 : 꿀풀과

▷ 학명 : *Mentha spp.*

▷ 원산지 : 유럽, 아시아, 아프리카

▷ 특성 : 다년초

▷ 번식법 : 씨 뿌리기, 포기나누기, 휘묻이

▷ 재배 : 추위에는 강하지만, 아주 심한 건조에는 약하다. 장마철에서 한여름까지는 수확을 겸해서 줄기와 잎을 잘라내 통풍이 잘 되도록 관리한다.

▷ 이용부위 : 줄기, 잎, 꽃, 오일

▷ 효능 : 머리를 맑게, 집중력과 기억력을 증진, 통증을 완화, 살균, 소화, 항염, 항진균, 구충, 소염진통, 구강, 구취

용도: 관상용, 식용(요리, 차, 향신료), 향료, 포푸리, 미용

남양주허브식물원

(1) 대표자 : 정연호(011-9928-7612)

(2) 주소 : 경기도 남양주시 별래면 용암리 227번지

(3) 전화번호 : 031-841-7612

(4) 홈페이지 : http://www.birugae.com

(5) 입장료 : 입장료는 없음.

(6) 규모 : 전체 30,000평(식물원 5,000평)

(7) 특성 : 비루개라는 이름으로 운영하다가 2005년 5월에 남양주허브식물원으로 다시 오픈했다. 독특한 모양의 유리온실이 돋보이며 시내에서 가까우면서도 오염이 없는 산속의 멋을 한껏 느낄수 있고 야간에는 반딧불도 볼수있어 동심의 추억

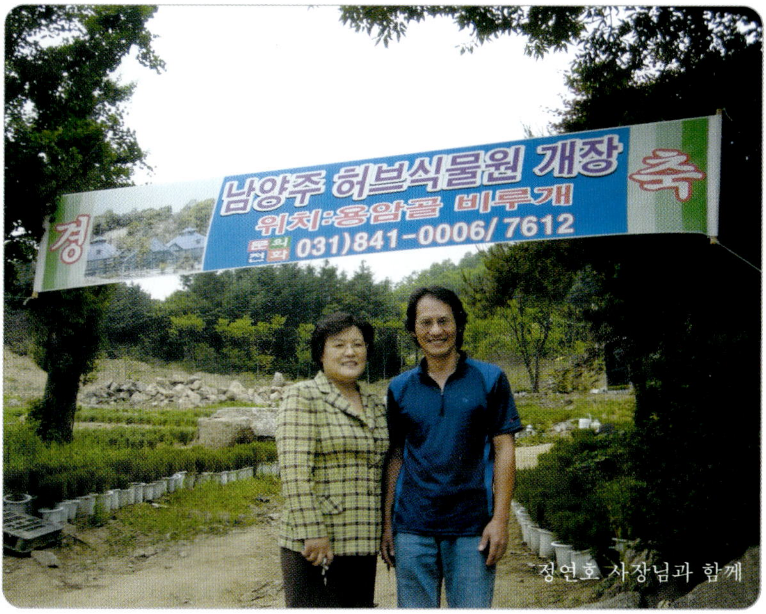
경
남양주 허브식물원 개장
위치:용암골 비루개
문의전화 031)841-0006/7612
축
정연호 사장님과 함께

이 되살아 난다.

정연호 사장은 원래 IT업계에서 맹활약을 하시던 경력을 가지고 있다. 어느날 허브의 매력에 빠져 기존의 사업을 접고 이곳에 허브식물원을 조성하기 시작하였다.

경력과 감각을 최대한 살리고 독특한 모양의 유리온실을 지어 실내에 다양한 허브를 이용한 실내정원과 허브용품으로 아름답게 꾸며 놓았다.

뿐만아니라 야외정원에 로즈마리등 다양한 허브를 이용한 정원이 대규모로 조성되어 있다.

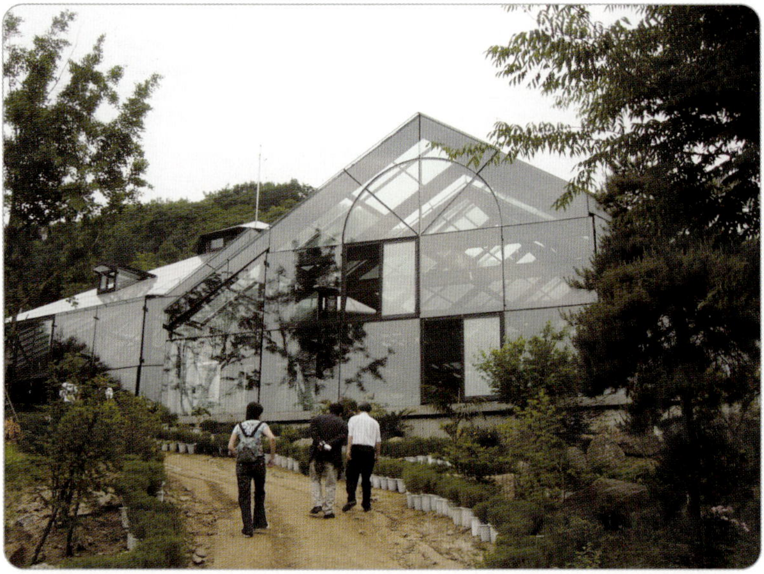

유리온실

(8) 찾아가는길 :

〈대중교통 이용시〉

4호선을 타고 당고개역에서 하차한 후 33-1번 버스를 타고 청학리(10분)에 하차해서 택시를 타고 용암리부대 정문을 지나서 비루개쪽으로 올라가면 남양주 허브식물원이 보인다.

〈승용차 이용시〉

구리-판교간 고속도로를 이용하여 구리톨게이트를 통과하여 직진하다가 포천·일동 방향으로 계속가다가 우측위로 의정부·서울 방향표시가 나오면 그쪽으로 향하여 5,000m정도가면 신호등과 육교가 있고 우측 청학리 주공아파트쪽으로 우회전하여 가다가 용암리부대 정문을 지나서 비루개쪽으로 올라가면 남양주 허브식물원이 보인다.

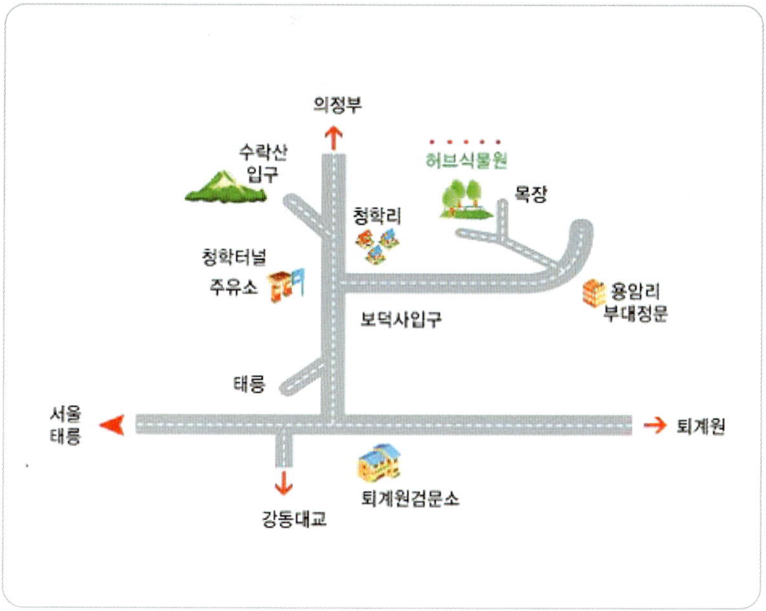

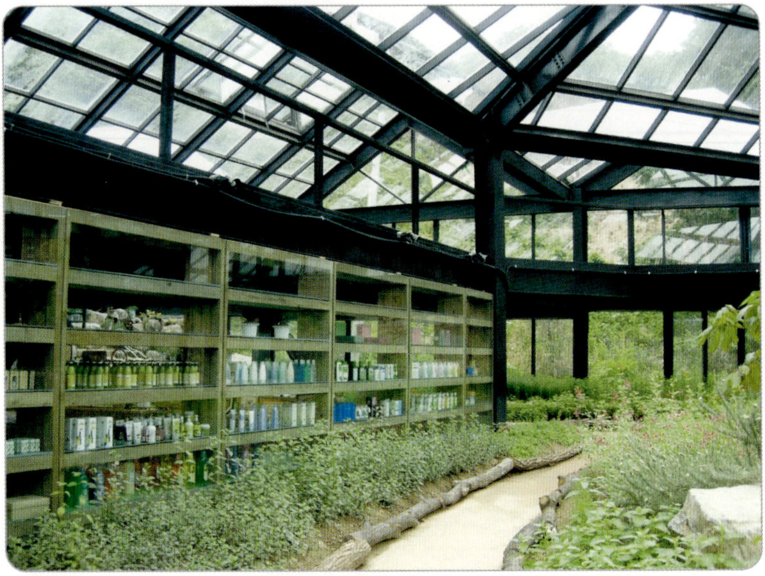

유리온실 내부 허브용품 매장

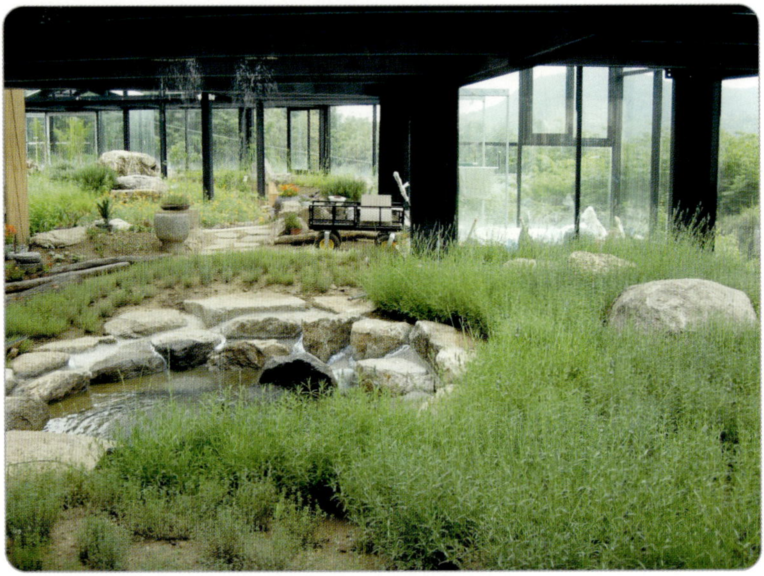

유리온실 내부 허브정원

레몬그라스(Lemon grass)

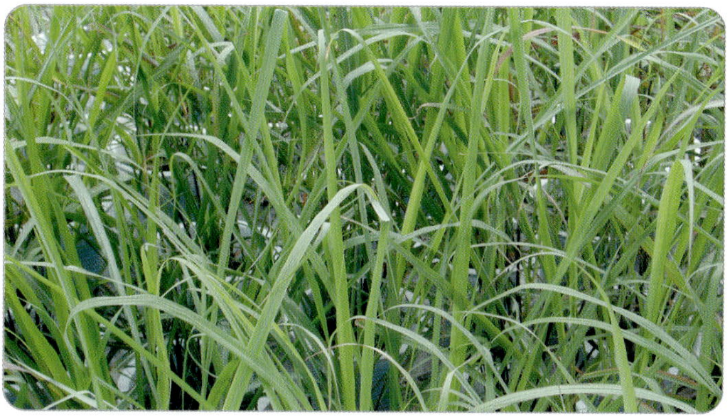

▷ 과명 : 벼과

▷ 학명 : *Cymbopogon ciratus*

▷ 원산지 : 인도, 아시아, 아프리카, 중남미의 열대지방

▷ 특성 : 다년초로 내한성이 매우 약하며 키는 60~90cm 정도 자란다.

▷ 번식법 : 씨 뿌리기, 포기나누기

▷ 재배 : 햇볕과 바람을 좋아하며, 따뜻한 곳의 사질 토양을 좋아한다.

▷ 이용부위 : 줄기, 잎

▷ 효능 : 소화촉진, 빈혈개선

▷ 용도 : 관상용, 식용(요리, 차), 향료, 포푸리, 미용

허브아일랜드

(1) 대표자 : 임옥(011-255-3491)

(2) 주소 : 경기도 포천군 신북면 삼성리 517-2

(3) 전화번호 : 031-535-6494

(4) 홈페이지 : http://www.herbisland.net

(5) 입장료 : 입장료는 없으며 입장객수는 2001년은 10만여명, 2003년은 20만여명, 2004년은 50만명 이상으로 추산하며 정확하게 파악은 안 됨.

(6) 규모 : 1만평

(7) 특성 : • 허브가든

식용허브로 조성되어 있는 엘더블가든, 웰빙스타일 화장품

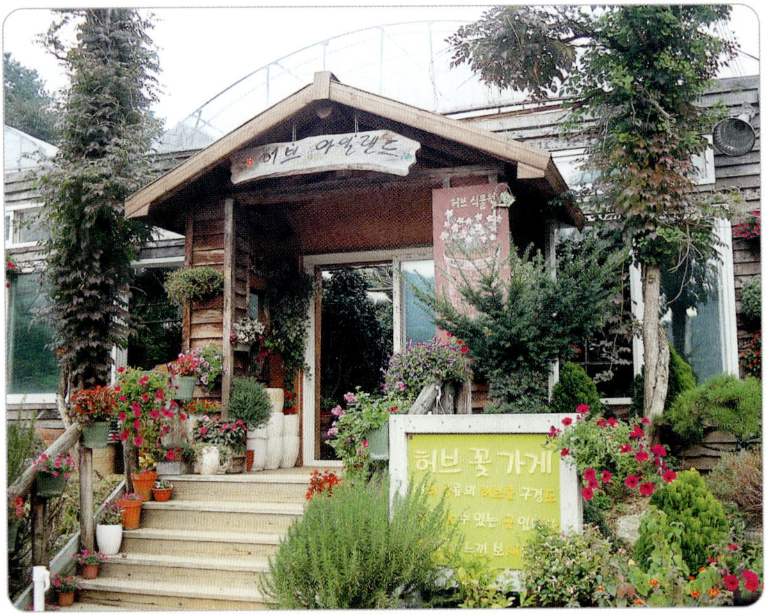

이니스프리정원, 키친가등 등으로 조성되어 봄부터 가을까지 야외정원으로 허브의 향을 색을 뽐내고 있다.

- **허브식물원**

  2004년 12월에 오픈한 500평 규모로 허브뿐만아니라 새와 관상용 물고기가 공존하는 곳으로 연중 관람이 가능하다.

- **허브꽃가게**

  비록 비닐하우스로 되어 있으나 연중 화사한 허브를 볼 수 있으며 싱싱한 허브를 연중 판매하고 있다.

- **향을 먹는 마을 허브레스토랑**

  농장에서 직접 재배한 허브를 이용하여 만든 허브 요리를 맛보실 수 있다. 메뉴로는 허브비빔밥, 허브날치알밥, 허브돈까스, 허브생선까스, 허브스타게티, 허브정식, 허브파전,

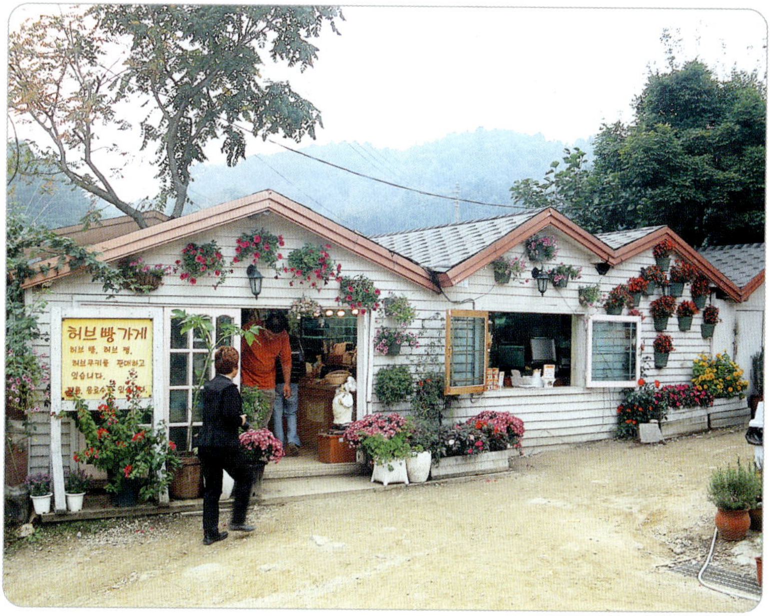

허브동동주 등이 있다.

- **허브 카페**

허브향을 마실 수 있는 곳이다. 직접 재배한 허브차와 간단한 칵테일도 맛보실 수 있다. 메뉴로는 허브차, 꽃차, 커피, 허브음료, 허브아이스크림 등이 있다.

- **허브빵가게**

매일 신선하고 부드러운 갓 구워낸 허브빵들이 있다. 식빵, 허브쿠키, 롤케익, 마늘스틱, 잼, 음료수 등이 있다.

- **허브선물가게**

허브에 관련된 책들과 많은 허브 용품들이 판매되고 있다.

- **허브향기가게**

언덕위에 하얀 집으로 알려져 있으며 허브를 사용하여 만든

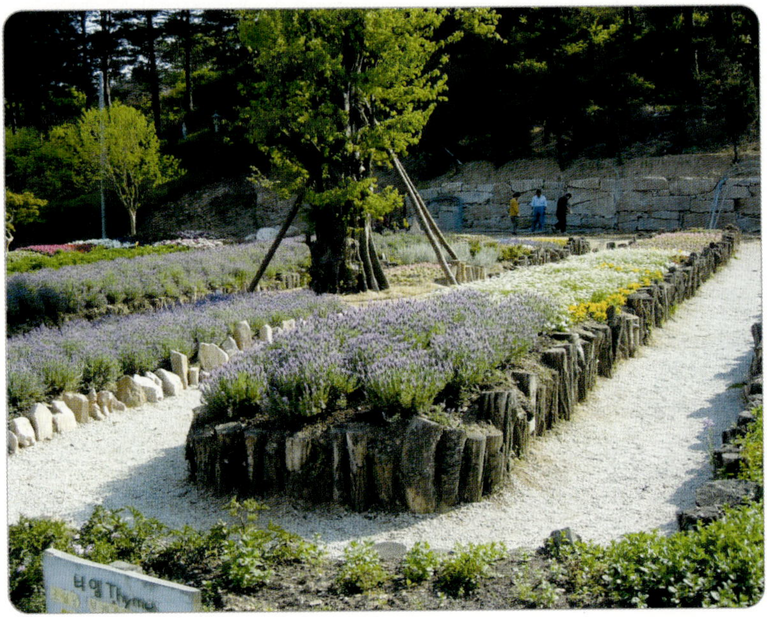

허브 용품을 보시고 구입할 수도 있다. 그리고 한잔의 허브차를 무료로 마셔볼 수도 있다. 3천가지 이상의 용품을 파는 곳으로 하루 종일을 보아도 다 못보는 곳이다. 허브차, 향초, 목욕용품, 포푸리, 에센셜오일 등 수많은 제품으로 방문객들을 붙잡아 두는 곳이다.

- **허브 공방**

허브향초, 허브비누 등 허브와 관련된 수공예품들을 직접 만들고 있으며 원한다면 직접 만들어 보실 수도 있다.

- **아로마테라피체험실**

허브를 이용한 숙박의 모든 것을 체험할 수 있으며 1일 25만(6명 정원)의 라벤더실과 1일 15만원(2인 정원)의 오렌지, 페퍼민트, 장미의 총 4개의 체험실이 있다. 각방마다 월풀욕조

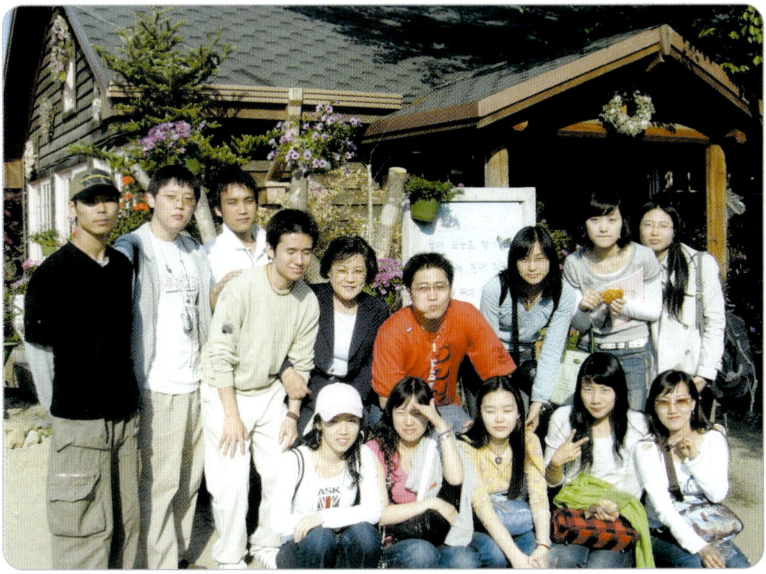

삼육대 원예학과 학생들

에서 허브스파목욕을 할 수 있으며 에센셜오일과 마사지오일을 이용한 발마사지와 증기호흡을 할 수 있도록 되어 있다.

(8) 찾아가는 길 :

〈승용차 이용시〉

a. 포천방면으로 오실 경우

일단 의정부까지 와서 43번 포천,철원 방향 국도를 타고 포천의 관문인 아치를 지나서 포천삼거리에서 좌회전한다. 포천시내로 들어와서 시외버스터미널을 지나자마자 나오는 사거리에서 87번 지방도를 따라 좌회전을 하면 산을 하나 넘게 되는데 산을 완전히 넘으면 나오는 "하심곡"이라는 마을을 지나 끝까지 가면 나오는 사거리에서 344번 지방도로로 좌회전 신북온천 방향을 선택하시면 또 다시 산을 하나 넘게 된

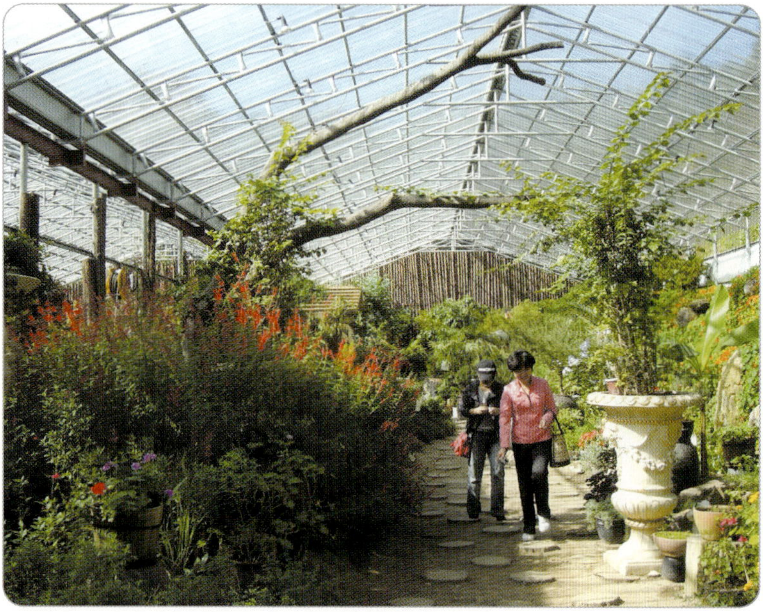

다. 산을 완전히 넘었다고 생각 될 즈음 오른쪽에 "삼정초등학교"라는 이정표가 보이며 학교뒤에 허브아일랜드가 있다.

b. 동두천방면으로 오실 경우

의정부에서 3번국도를 따라 동두천을 지난후 368번 도로로 집입한 후 초성리역을 지난 다음 포천, 신북온천을 지나 신북방면으로 계속오면 삼정초등학교가 왼쪽에 있다.

〈대중교통 이용시〉

a. 버스를 이용시에는 동서울터미널이나 수요리 버스터미널에서 포천행을 타거나 의정부역앞에서 138번 좌석버스를 타고 ㅍ천터미널에서 내려 근처 한마음약국 버스정류장 앞에서 57번 버스를 이용하여 삼정리 하차(버스가 2시간 1대)

b. 기차는 이용시에는 국철의정부역에서 내려 의정부역내에서 매시 20분에 출발하는 경원선을 이용하여 40분 걸려 초성일역에 내려 역앞 버스정류장에서 신북온천행 57번 버스를 타고 신북온천지나 삼정리에 내리면 삼정초등학교가 있다.

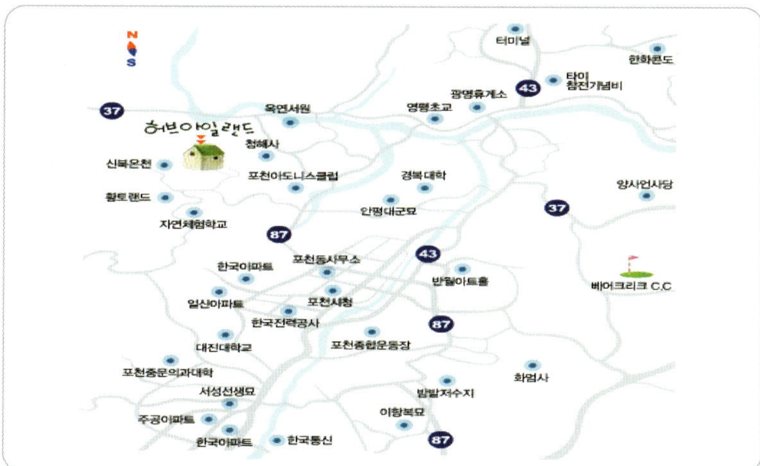

나스터티움(Nastertium)

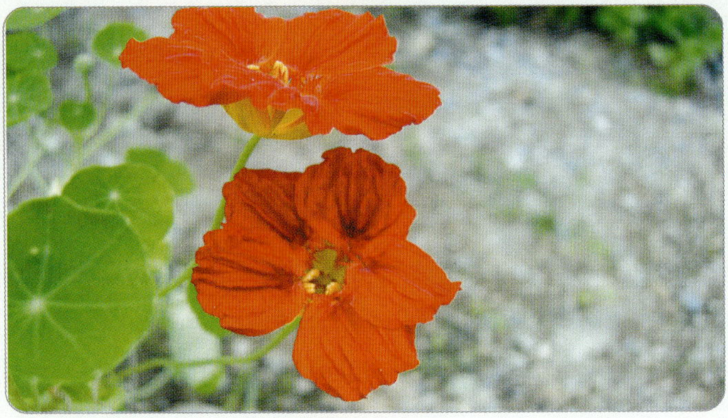

▷ 과명 : 한련과

▷ 학명 : *Tropaeolum majus*

▷ 원산지 : 남미, 페루

▷ 특성 : 1년초(온실-다년초)로 높이 약 60cm정도 자라며 1m 이상 자라는 덩굴성 초본으로 한련화라고도 부른다.

▷ 번식법 : 씨뿌리기(종자), 꺾꽂이(삽목)

▷ 재배 : 햇볕과 바람을 좋아하며, 배수가 잘 되는 다소 건조한 곳에서 잘 자란다.

▷ 이용부위 : 열매, 잎, 꽃

▷ 효능 : 괴혈병 예방, 강장제, 소화촉진, 살균, 항균, 감기

▷ 용도 : 관상용, 식용(요리, 차), 약용

허브앤조이

(1) 대표자 : 하덕호(011-9066-3498)

(2) 주소 : 경기도 의왕시 학의동 392

(3) 전화번호 : 031-426-0606

(4) 홈페이지 : http://www.herbenjoy.com

(5) 입장료 : 입장료는 없음.

(6) 규모 : 농장 전체 1,800평

(7) 특성 : 비닐하우스에 실내정원과 육묘장이 있고 야외정원이 있으며 허브식물원과 허브샵을 운영중이다. 특히 6월에 하는 라벤다축제는 비록 규모는 작으나 우리나라에서 가장 뛰어난 라벤다 축제의 하나라고 할 수 있다.

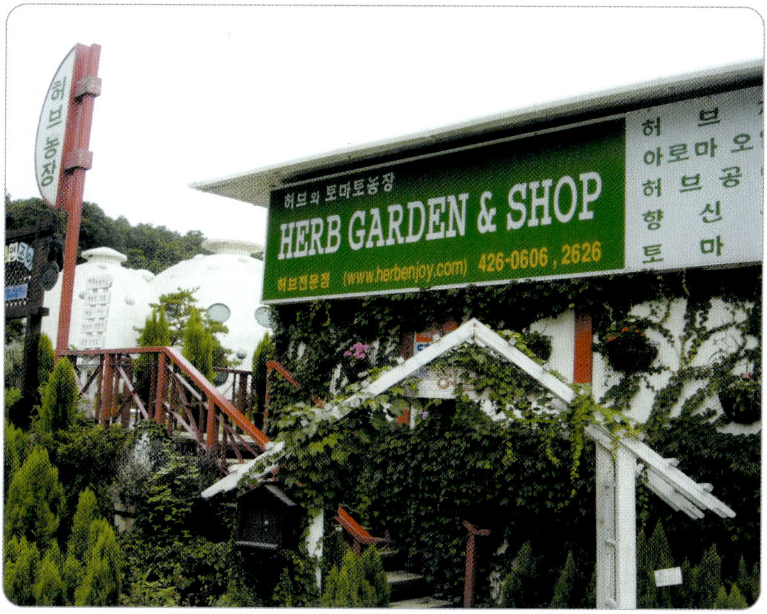

• 허브샵

허브의 꽃과 잎을 말린 허브티, 허브에서 추출한 아로마오일과 허브워터를 비롯하여, 유기농 허브를 이용하여 만든 에센샬오일오 만든 자연화장품, 핸드메이드 비누, 다양한 방향제품과 향초를 판매하고 있다. 허브와 여러가지 꽃, 그리고 자연소재를 이용한 드라이플라워, 리스, 토피어리 등 공예품도 만나실수 있으며, 향기가득한 선물도 준비되어 있다.

• 허브식물원

세계각지에서 수집한 다양한 허브를 직접 보고, 만지고, 향기를 맡으며 휴식을 취할 수 있는 사계절 체험 가능한 온실입니다. 허브의 향기를 느낄 수 있다.

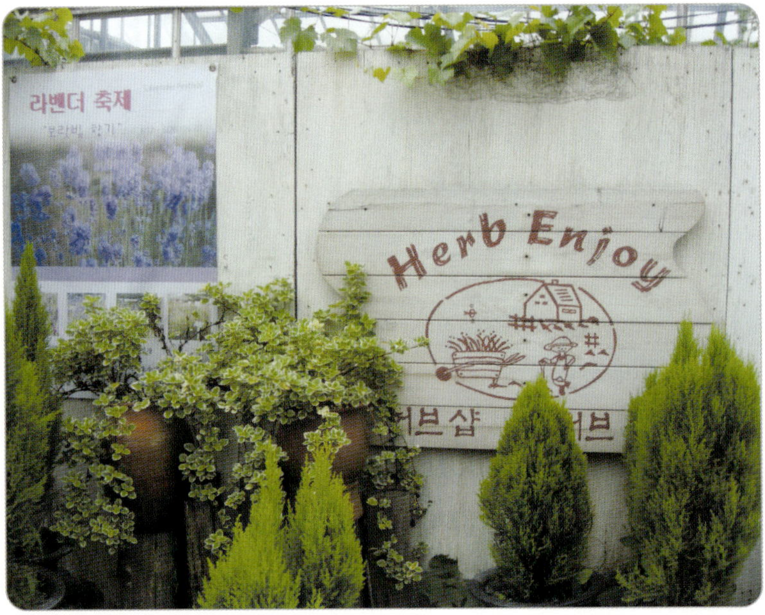

- 미니가든

사과향이 나는 캐모마일 잔디밭에 분화형태로 허브를 계절별로 전시하는 곳으로 허브 본래의 형태와 독특한 향을 체험하실 수 있다. 봄부터 가을까지 한련화의 노랗고, 주황, 빨간색의 꽃이 만발한다.

- 라벤더농장

향기의 여왕인 라벤다의 보랏빛 언덕을 만들기 위해 유럽과 일본, 호주등 세계 각지에서 수입한 다양한 품종의 라벤다를 시험재배하고 적응실험을 하는 야외 농장이다.

- 화분판매장

작은 모종에서 대형의 허브까지, 예쁜 화분이나 자연스러운 고풍의 토분, 바구니까지 가정에서 허브를 즐기실 수 있도

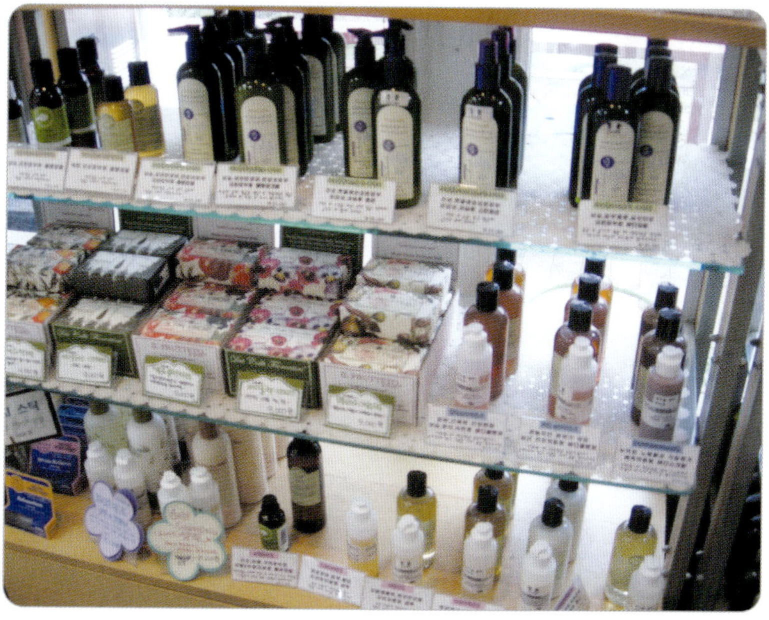

록 분양하고 있다.

• 향신료재배온실

허브중에서 식용으로 많이 이용하는 바질, 파슬리, 토마토, 로즈마리, 민트, 오레가노등의 향신채를 수경재배하여 도매시장에 출하하고 소비자에게 공급하고 있다.

▶ 허브교실

회원들과 함께 자연을 배우고 이해하며 활용하는 방법을 배우는 시간으로 매주 목요일과 일요일에 다양한 배움의 장이 열린다.

- 핸드메이드 비누만들기
- DIY 자연화장품(로션, 크림, 화장수, 향수 등)
- 플라워 어렌지(리스, 토피어리, 이끼인형 등)
- 생활 아로마테라피 강좌

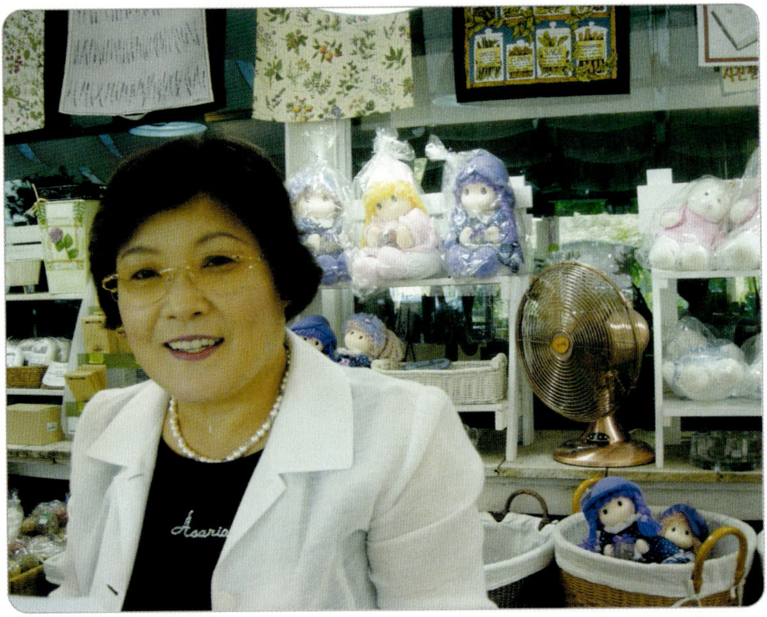

▶ **회원제도**

오프라인 회원에게는 매월 다양한 이벤트와 혜택을 주며, 상품구매시 마일리지 적립과 허브와 아로마에 대한 정보지 "삶의 향기"를 매월 댁으로 보내주고 있다. 인터넷 회원은 다운로드 받아 보면 되고, 별도의 마일리지가 적용된다.

▶ **아로마테라피 상담**

자연의 생명력과 치유력을 가진 허브 추출물인 아로마 오일을 이용하며, 생활에 활력과 안정을 도모할 수 있도록 전문 아로마테라피스트의 상담을 한다.

(8) 찾아가는 길 :

〈대중교통 이용시〉

지하철4호선 인덕원역 하차 (2번출구에서)

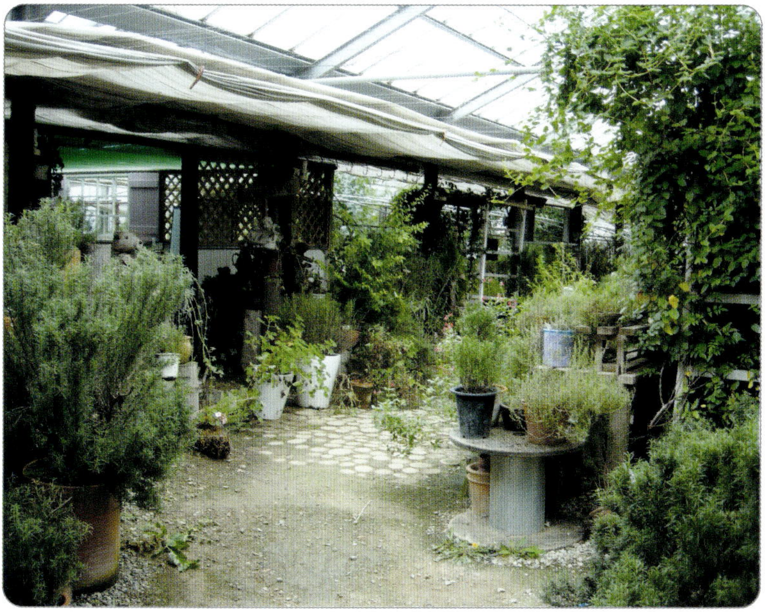

- 대원사행 마을버스(매시 50분) 하루카페 하차
- 고천행 마을버스 (매시5분, 35분) 백운호수 제방 하차

〈승용차 이용시〉

a. 안양 · 과천 · 사당 · 강남 방면
- 인덕원사거리 → 의왕농협 → 백운호수

b. 외곽순환고속도로 이용시
- 판교I.C → 의왕농협 → 백운호수
- 평촌I.C → 롯데마트 → 인덕원 → 의왕농협 → 백운호수

c. 용인 · 분당 방면
- 판교 → 의왕농협 → 백운호수

d. 수원 방면
- 북수원 → 의왕 · 과천고속도로 청계I.C → 백운호수

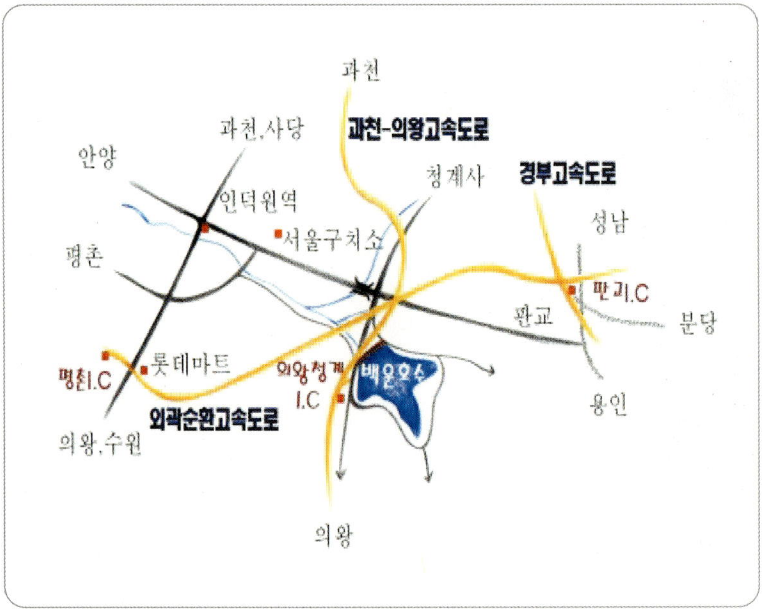

제라늄(Geranium)

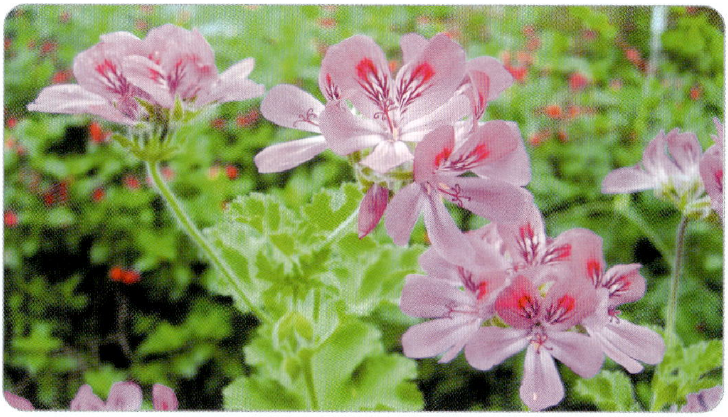

▷ 과명 : 이질풀과(쥐손이풀과)

▷ 학명 : *Pelargonium graveolens*

▷ 원산지 : 남아프리카

▷ 특성 : 다년초로 50cm 정도 자란다.

▷ 번식법 : 씨 뿌리기, 꺾꽂이

▷ 재배 : 노지에서 월동 불가능하며 햇볕과 바람과 비료를 좋아한다.

▷ 이용부위 : 잎, 줄기, 꽃, 오일

▷ 효능 : 방충 작용이 있어 해충을 쫓는데 좋다. 동상, 스트레스해소, 피부염에 좋다.

▷ 용도 : 관상용, 식용(요리, 차, 향신료), 향료, 공예

홍천아로마허브동산

(1) 대표자 : 이보선(011-687-5907)

(2) 주소 : 강원도 홍천군 화촌면 장평리 923

(3) 전화번호 : 033-433-9685

(4) 홈페이지 : http://www.aromaherb.co.kr

(5) 입장료 : 입장료는 없음.

(6) 규모 : 농장 전체 30,000평

(7) 특성 : 산림과 전답에 허브를 무공해 재배하여 농원연구진에 의해서 자연의 향을 채취 농축한 엣쎈셜 오일을 생산하여 목욕제로 사용하며 목욕 후 전신마사지까지 가능하고 50여년 된 소나무 사이로 산책, 산림욕, 등산도 할 수 있고 하절기에는

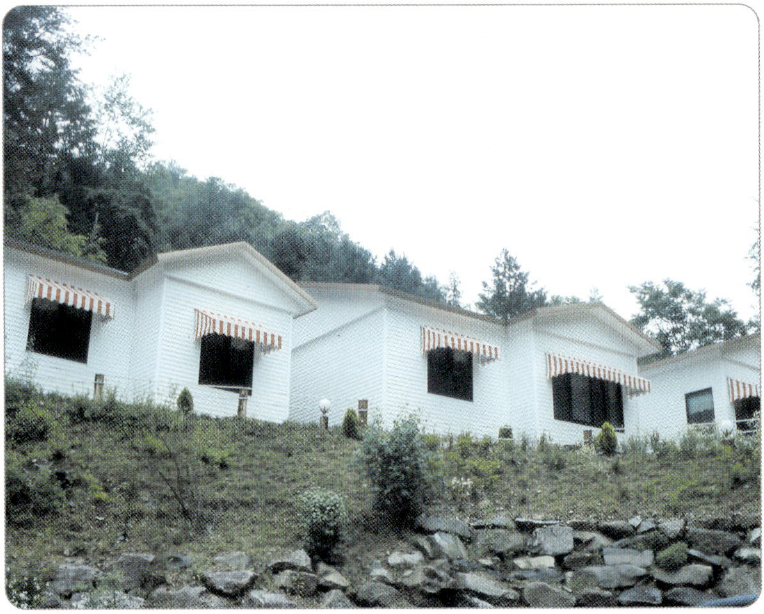

살구, 복숭아, 자두 등 갖가지 과일을 직접 딸 수 있도록 과일 나무가 곳곳에 심어져 있다. 또한 학습포지에는 허브의 꽃과 향을 음미할 수 있도록 100여종의 허브가 식재되어 있으며 동절기에도 볼 수 있도록 연동하우스에 가득히 허브가 심어져 있어 방문 고객들에게 좋은 볼거리를 제공하고 있다.
허브목욕이 가능한 허브찜질방, Work-shop, M/T 등 모임을 위한 세미나실과 방갈로, 한식당 등을 운영하고 있다.

▶ 편의시설

- **연구실** - 직접 길러낸 허브로 엣센셜 오일을 생산하는 연구실이다. 우리 농원의 생산품인 허브 엣센셜 오일은 최첨단 설비를 이용, 자연 그대로의 향을 추출하여 그 향의 신비함에 더욱 만족하실 것이다. 아로마 농원은 항상 최고의 품질

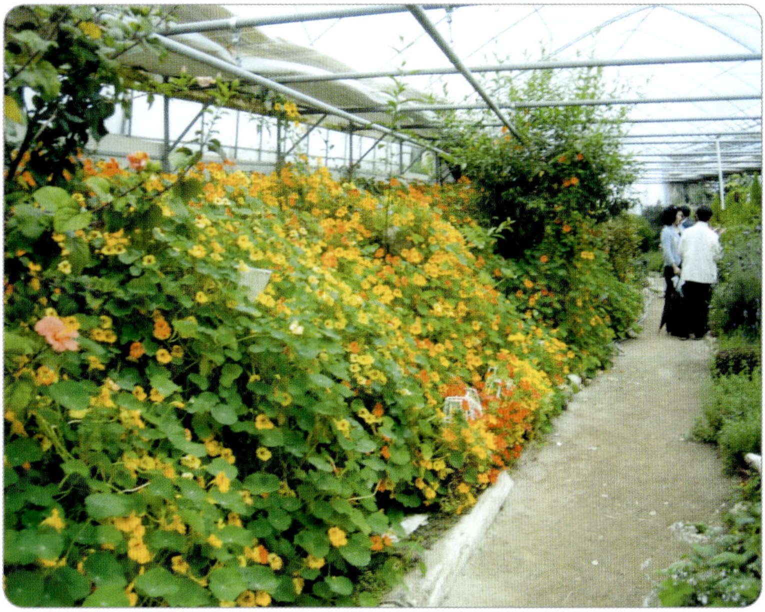

을 유지하기 위해 연구에 힘쓰고 있다.

- **허브목욕실** - 목욕실에서는 개인의 취향에 맞는 향을 선택하여 욕조에 물과 희석하여 그 향의 성분을 피부에 침투시켜서 강력한 치유력이 생기는 것이 특징이다.
- **마사지실** - 마사지실에서는 허브목욕을 한 후 우리가 재배한 허브에서 추출한 정유를 천연 오일과 브랜딩하여 전신에 바르고 마사지를 함으로써 오일의 피부 침투를 촉진시켜 긴장된 근육의 이완은 물론 피부의 보습과 탄력의 강화, 그리고 정신적 안정을 얻을 수 있도록 하는 '아로마테라피' 요법을 적용하여 시행하고 있다.
- **카페** - 찾아주시는 여러분이 편안하게 쉬시면서 간단한 경양식과 허브티와 음료수를 드실 수 있는 휴게실이 공작산

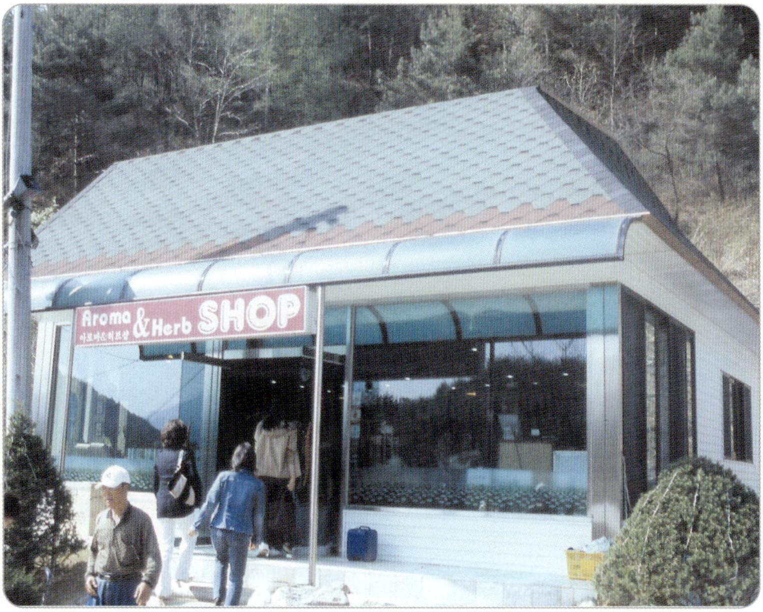

이 바로 보이는 남향의 경치를 보시면서 쉴 수 있는 공간이 있으면 여기서부터 산책이나 등산을 즐기시는 분들께서 출발하는 장소이기도 하다.

- **식당** - 개장은 오전8시~10시까지 개장되어 있으며 메뉴는 주로 한식으로 꾸며져 있다. 수용인원은 동시에 60명 정도 이용할 수 있는 규모가 갖추어져 있다.
- **세미나실** - 건평 80평에 100명을 수용할 수 있는 대 회의실이며 여기에서는 작은 연극이나 음악회 정도를 개최 할 수 있는 음향 시설에서 조명 시설까지 모두 갖추어져 있다. 각종 모임이나 회사 워크샵 등 다양한 목적의 행사를 편리하게 진행하실 수 있다
- **방갈로** - 총 6개 동으로 8평에서 18평의 다양한 동이 갖추어져 있으며 여기에는 샤워실 및 편의 시설이 갖추어져 있어 편안한 휴식을 취할 수 있는 아늑한 장소이다. 산속의 맑은 공기와 숲의 기운을 통해 삼림욕을 함께 즐기실 수 있는 휴식과 재충전을 위한 최적의 공간이다.
- **허브제품매장** - 세계적인 독일 아로마 허브제품으로 오일, 바쓰, 화장품, 악세사리등 고객을 만족시킬 수 있는 다양한 제품들이 갖추어져 있다.
- **연동하우스** - 허브의 볼거리를 제공하는 곳으로서 이곳에서는 학습포지에 나갈수 없는 허브를 위시하여 야생화 및 허브 재배 방법을 배울수 있는 곳이다. 하우스 안에 가득 퍼지는 허브의 향과 다채로운 모습이 자연 학습장으로서의 역할을 충분히 하고 있다.
- **학습포지** - 야외 허브 재배단지로 100여종의 허브가 그 자태

를 자랑하며 각양각색으로 피어있는 곳으로 여러 분들이 오셔서 허브에 대한 지식을 터득할 수 있는 좋은 장소이며 아이들에게 좋은 자연학습장소가 될 것이다.

- **생산공장** - 주로 캐모마일, 로즈마리, 라벤다, 휀넬 등 노지에서 재배한 허브로 직접 건조가공하여 여러분들의 기호에 맞는 허브차를 직접 생산하는 공장이다.

(8) 찾아가는 길 :

〈승용차 이용시〉

서울에서 양평을 거쳐 홍천방향으로 가다가 홍천 입구 검문소에서 속초방향 우회도로로 가다가 구성포에서 춘천, 서석 표지판대로 내려와서 좌회전하여 서석, 양양가는 도로(56번 국도)를 10km쯤 가면 오봉산타령 관광농원 간판이 우측에 보인다. 그지점에서 500m지나면 버스승강장(골말)이 보이며 홍천 아로마허브동산 간판이 있다.

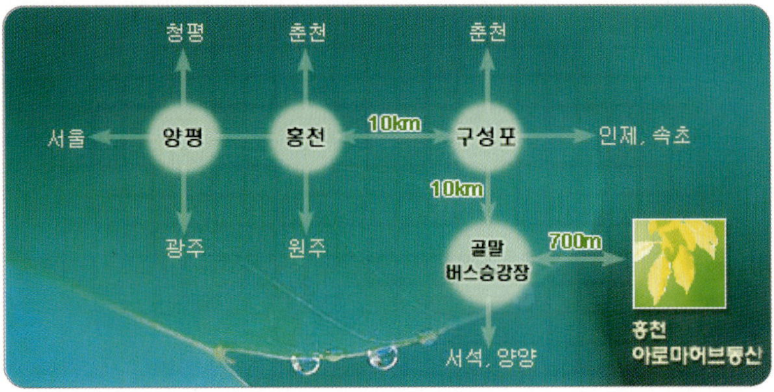

캐모마일(Chamomile)

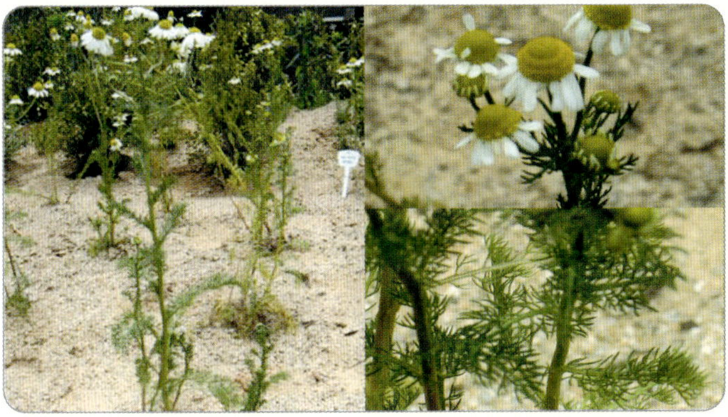

▷ 과명 : 국화과

▷ 학명 : *Chamaemelum nobile*

▷ 원산지 : 유럽

▷ 특성 : 다년초로 60cm 정도 자라며 월동이 가능하다.

▷ 번식법 : 씨 뿌리기, 뿌리나누기

▷ 재배 : 햇볕과 바람을 좋아하며 더위에 약하다. 추위와 병충해에 강하다.

▷ 이용부위 : 꽃

▷ 효능 : 정신 안정, 불면증과 불안증에 효과, 스트레스 해소, 진정, 냉증완화, 세정, 항염, 항진균

▷ 용도 : 관상용, 식용(요리, 차, 향신료), 향료, 포푸리

오색허브농원

(1) 대표자 : 김홍수(018-332-0462)

(2) 주소 : 강원도 양양군 서면 오색1리 9

(3) 전화번호 : 033-672-0462

(4) 홈페이지 : http://www.osaekherb.co.kr

(5) 입장료 : 입장료는 없음.

(6) 규모 : 농장 전체 10,000평

(7) 특성 : 국립공원 설악산에 인접하여 주변의 경치와 나무와 계곡의 물이 어우러져 자연조건이 매우 뛰어난 허브농원이다. 농장에 허브상점, 실내허브정원 등에 박하와 파인애플 냄새가 나는 페퍼민트, 들국화를 닮은 데이지, 양귀비처럼 아름다

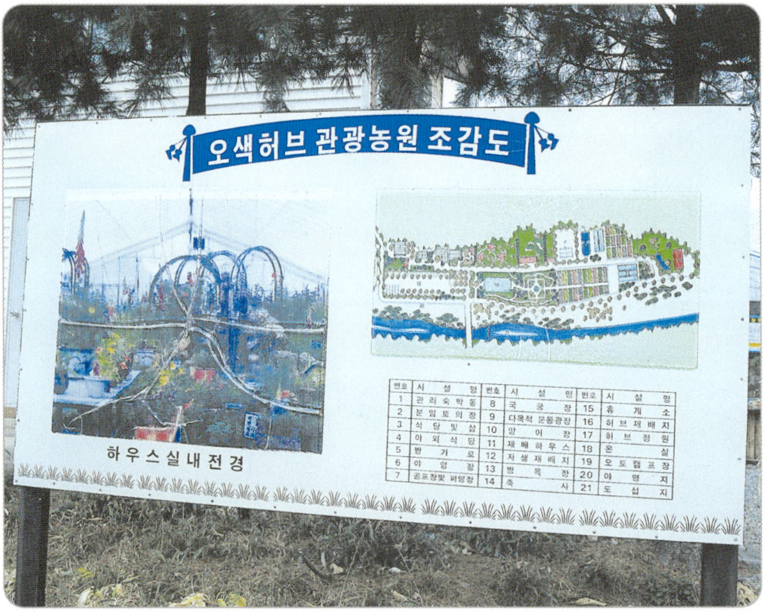

운 포피, 머리를 맑게 해주는 케모마일, 젊음을 준다는 로즈마리, 향의 여왕 라벤더 등 40여종 20만주의 허브가 모여 있는 곳이다.

허브용품을 파는 허브샵은 깊은 산중에 있는 곳으로 믿어지지 않을 만큼 깔끔하고 다양한 물건들로 가득하다.

숙박시설로는 원룸콘도형(4명)과 단체수련장(40명)이 있으며 6~8월에는 계곡에 오토캠핑장도 운영하고 있다. 허브, 자생화, 난, 선인장, 과수등의 전시 및 판매를 한다.

▶ 체험 프로그램(연중가능)

전화로 사전에 예약을 해야 하며 향기주머니만들기, 허브비누만들기, 허브식물화분만들기, 허브향초만들기, 허브리스만들기, 과일따먹기 등이 있다.

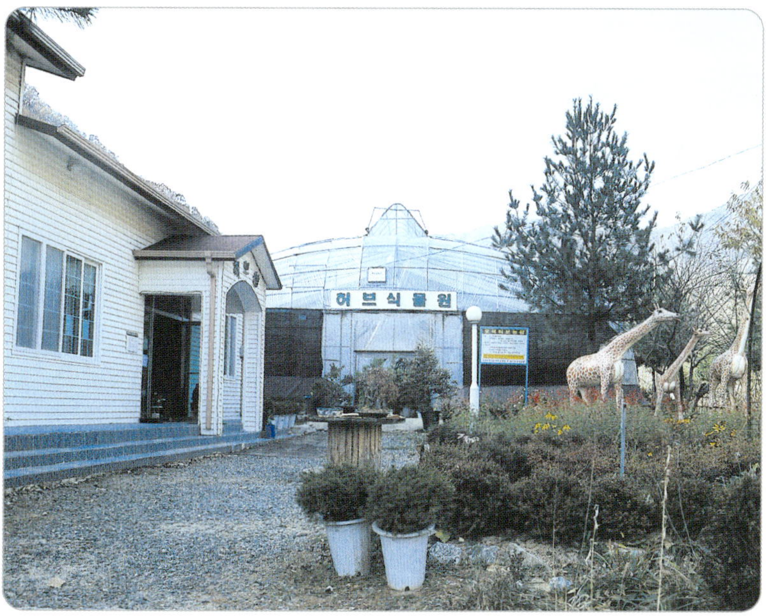

(8) 찾아가는 길 :

〈승용차 이용시〉

a. 서울에서 국도를 이용 한계령 넘어 오색약수터에서 9km지점에 위치

b. 고속도로 이용시에는 영동고속도로에서 현남 IC 로 나와서 좌회전하여 양양 · 속초방향으로 직진하여 양양 · 속초삼거리에서 좌회전 → 한계령 방향으로 직진 9km지점

〈대중교통 이용시〉

동서울 터미널에서 강릉행 버스를 타고 오색약수터 하차 → 시내버스(송어리하차) → 9km지점

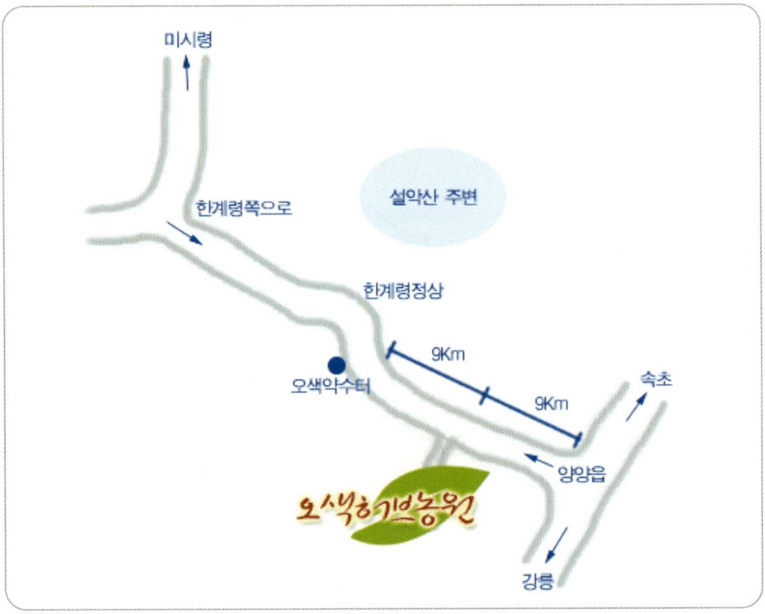

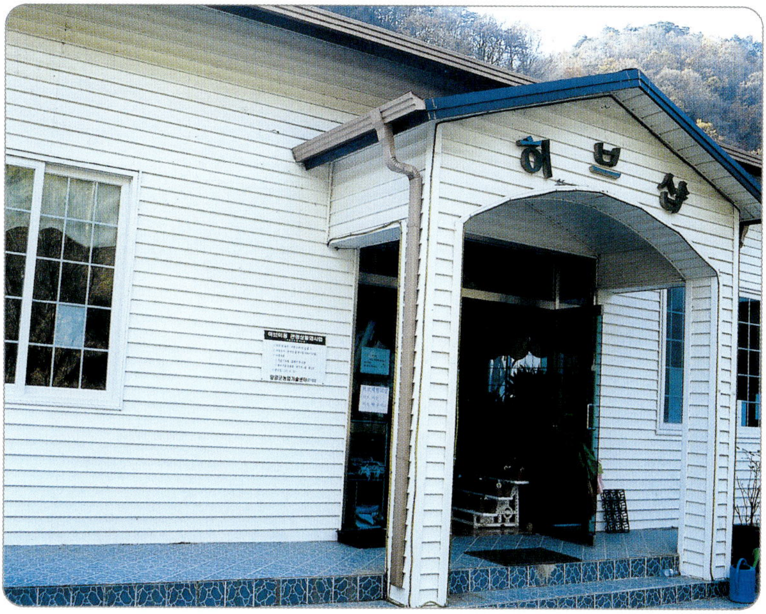
허브샵

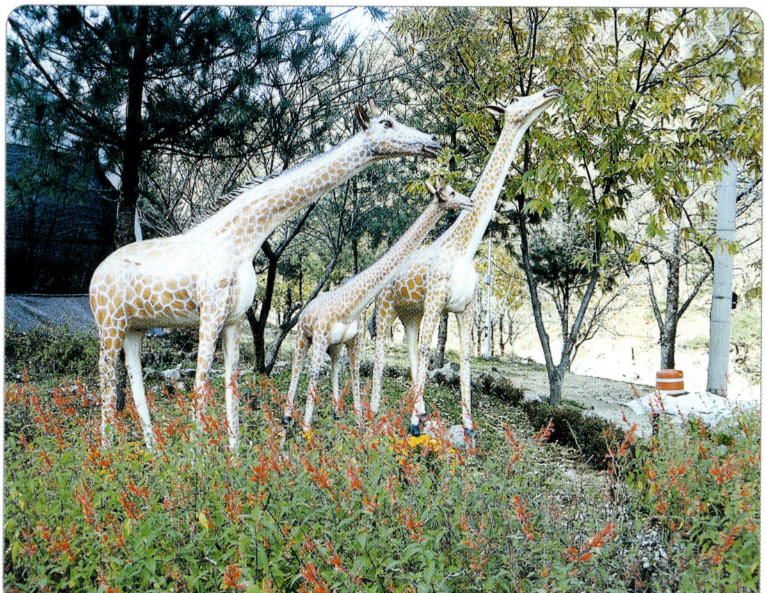

딜(Dill)

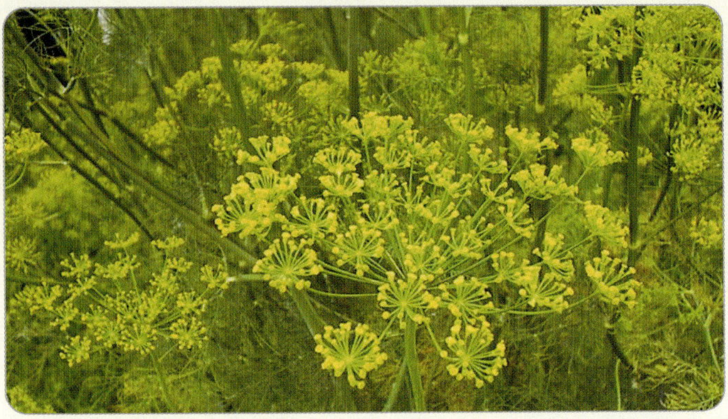

▷ 과명 : 산형과(미나리과)

▷ 학명 : *Anethum graveolens*

▷ 원산지 : 지중해연안, 인도, 아프리카북부

▷ 특성 : 키가 60~90cm까지 자라는 1년생 초본이다.

▷ 번식법 : 씨뿌리기

▷ 재배 : 내한성은 있지만 따뜻한 기후를 좋아하며, 해가 잘 들고 배수가 잘 되며 비옥한 땅이 좋다.

▷ 이용부위 : 열매, 잎, 줄기, 꽃

▷ 효능 : 소화, 진정, 최면, 거담제, 건위제, 구취제거

▷ 용도 : 관상용, 식용(요리, 차), 포푸리

허브나라

(1) 대표자 : 이두이(011-9793-2902)

(2) 주소 : 강원도 평창군 봉평면 흥정리

(3) 전화번호 : 033-335-2902

(4) 홈페이지 : http://www.herbnara.com

(5) 입장료 : 11월~4월까지 어른은 3,000원, 우대는 2,000원이며 단체 30인이상 2,000원이고 우대는 1,500원이며 5월~10월까지는 성인 5,000원 우대 3,000원, 단체 30인이상은 3,500원, 우대는 2,000원이다. 2001년 입장객 수는 15만명, 2002년 20만명, 2003년 25만명

(6) 규모 : 30,000평

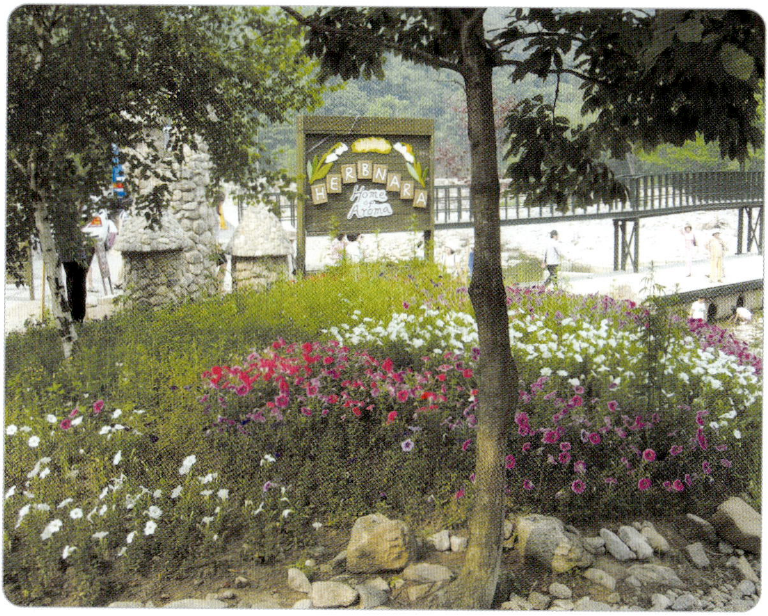

(7) 특성 : 허브나라에는 허브의 모든 것을 배울 수 있는 Herb Garden(허브 정원)과 테마별로 구성된 Children Garden(어린이 정원), Fragrance Garden(향기 정원), Shakesphere Garden(세익스피어 정원), Moon Garden(달빛 정원), Butterfly Garden(나비 정원), Water Garden(연못), Sun Farm(햇빛 정원) 등 7개의 테마가 든 그리고 허브 나라에서 기른 자작나무집에는 허브로 요리한 음식을 맛 볼 수있는 레스토랑과 향긋한 허브차를 즐길 수 있는 찻 집, 그리고 허브차와 허브 상품들을 구입할 수 있는 전시실이 있다. 터키의 맛을 느낄 수 있는 터키갤러리가 있다.

(8) 찾아가는 길 :

〈승용차 이용시〉

a. 영동고속도로 : 면온I.C(4.8km) → 휘닉스 파크(6km) → 홍

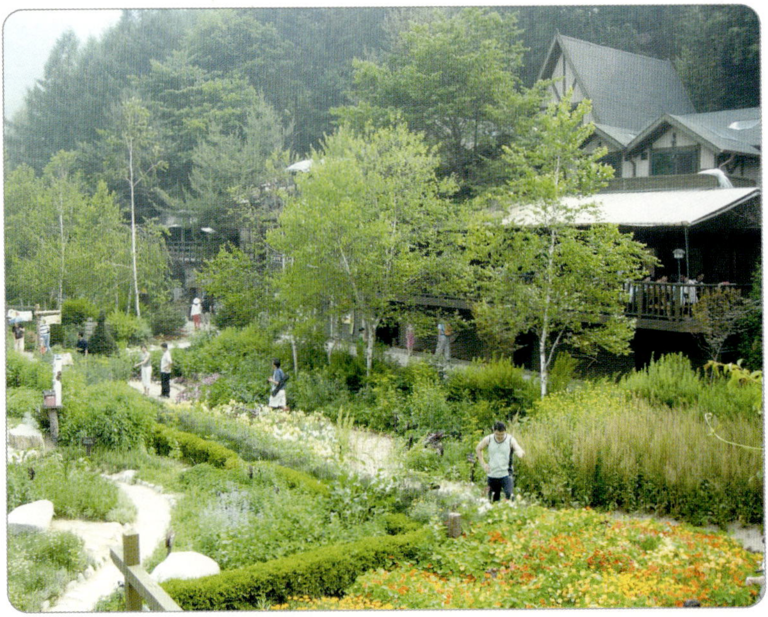

정계곡 입구(3km) → 허브나라(면온I.C로 나와 우측 허브나라 이정표를 따라 가면 휘닉스 파크를 지나고 흥정계곡으로 온다.)

b. 영동고속도로 : 장평I.C(6km) → 봉평면(6km) → 흥정계곡 입구(3km) → 허브나라(장평I.C로 나와 우측으로 봉평 이정표를 따라 가다가 봉평시내를 지나 흥정계곡으로 온다.) 서울에서 2시간 40분 정도이며 장평IC로 오는게 좋다.

〈대중교통 이용시〉

서울 출발 : 동서울 시외버스 터미널 → 장평터미널(배차시간 20~30분, 소요시간 2시간 30분) → 장평터미널에선 택시(1만2천원)를 이용한다. (일부지역은 원주에서 장평터미널로 와 택시를 이용한다. 택시 이외의 대중교통은 없다.)

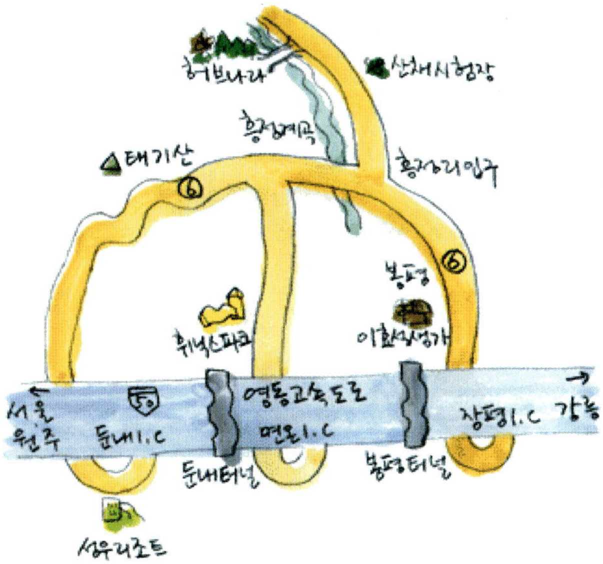

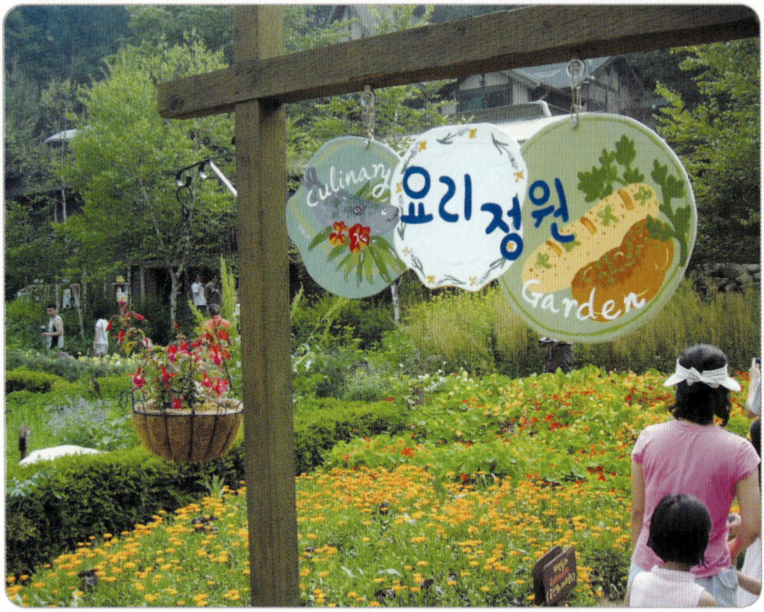
Culinary
요리정원
Garden

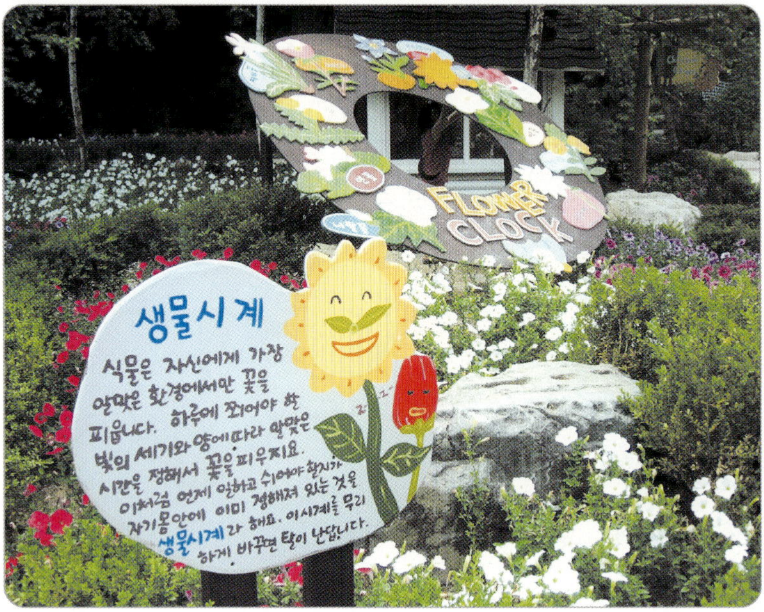
FLOWER CLOCK
생물시계
식물은 자신에게 가장
알맞은 환경에서만 꽃을
피웁니다. 하루에 쬐어야 할
빛의 세기와 양에 따라 알맞은
시간을 정해서 꽃을 피우지요.
이처럼 언제 일하고 쉬어야 할지가
자기몸안에 이미 정해져 있는 것을
생물시계라 해요. 이시계를 무리
하게 바꾸면 탈이 난답니다.

베르가못(Bergamot)

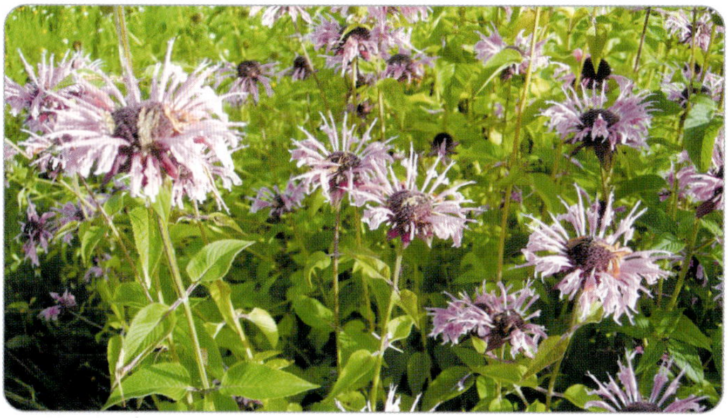

▷ 과명 : 꿀풀과
▷ 학명 : *Monarda didyma*

▷ 원산지 : 북미
▷ 특성 : 다년초로 월동가능하며 60cm 정도 자란다.
▷ 번식법 : 씨 뿌리기, 꺾꽂이, 포기나누기
▷ 재배 : 약간 습한, 반그늘의 비옥한 토질을 좋아한다.

▷ 이용부위 : 줄기, 잎, 꽃
▷ 효능 : 습진 치료, 건위제, 구풍제, 피로회복, 진정효과, 불면증 치료, 방부, 두통, 고열.
▷ 용도 : 식용(요리, 차), 향료, 포푸리, 미용, 오일, 목욕제

허브세상

(1) 대표자 : 김명자(011-9968-5977)

(2) 주소 : 강원도 평창군 용평리 997

(3) 전화번호 : 033-331-7700

(4) 홈페이지 : http://www.herb-world.co.kr

(5) 입장료 : 입장료는 없음.

(6) 규모 : 4,000평

(7) 특성 : 허브가족농원, 야생화자연학습장, 허브선물의 집, 식당, 팬션등으로 구성되어 있으며 바로 옆으로 지나는 계곡물과 함께 뛰어난 자연적 위치를 차지하고 있다. 야생화 자연학습장에는 여러가지 강원도에서 자생하는 야생화들이 심겨져

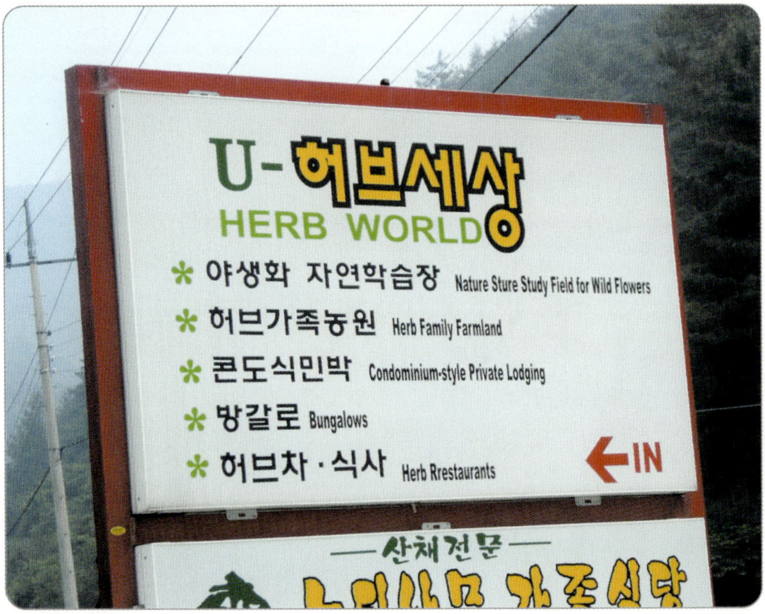
U-허브세상
HERB WORLD
* 야생화 자연학습장 Nature Sture Study Field for Wild Flowers
* 허브가족농원 Herb Family Farmland
* 콘도식민박 Condominium-style Private Lodging
* 방갈로 Bungalows
* 허브차 · 식사 Herb Rrestaurants
IN
—산채전문—

있어 쉽게 관찰할 수 있으며 허브가족농원에도 수십여종의 허브들이 심겨져있어 강한 향과 색을 나타낸다. 주인의 뛰어난 솜씨로 만들어진 주변의 장승과 허수아비가 잘 어울어져 있다. 허브선물의 집에서 우리의 코끝을 자극하는 향기로 가득차 있어 자신도 모르게 허브선물에 손이 간다. 식당은 강원도의 산채와 허브를 이용한 메뉴들이 있으며 특히 비빔밥이 뛰어나다. 하얀색으로 지어진 팬션은 물가에 위치하여 물흐르는 소리와 함께 조용하고 깔끔한 분위기를 느낄 수 있으며 가격도 매우 저렴한 편이다.

(8) 찾아가는 길 :

〈승용차 이용시〉

a. 영동고속도로를 따라 강릉방향으로 가다가 속사 IC로 나와

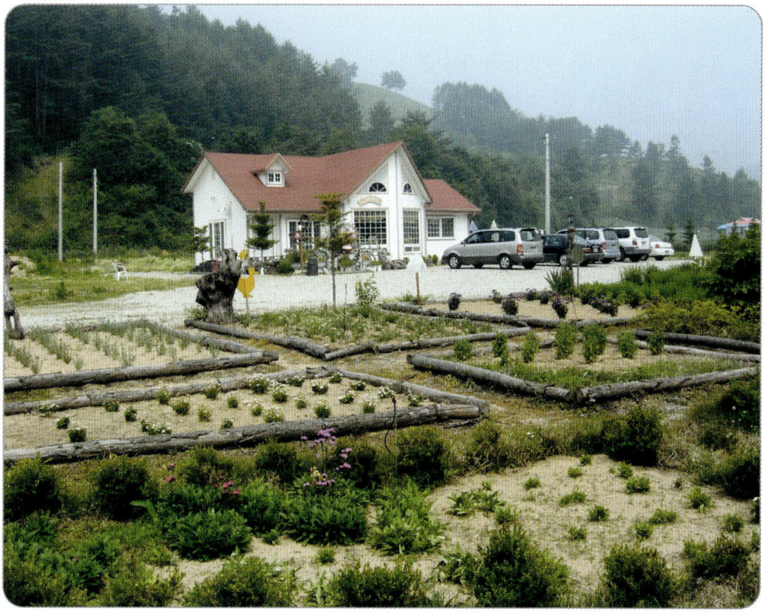

서 이승복 기념관 방향으로 가다가 속사3거리를 지나 조금 나가면 왼쪽에 커다란 안내판과 함께 위치하고 있다. 계속해서 직진하면 이승복 기념관을 지나 운두령, 홍천 내면 방향이다.

b. 양평을 거쳐 홍천 내면의 일만이천봉휴계소를 지나 운두령을 넘어 속사IC 방향으로 가다가 이승복 기념관을 지나 직진하면 오른편에 U-허브세상이란 커다란 간판이 길가에 있다.

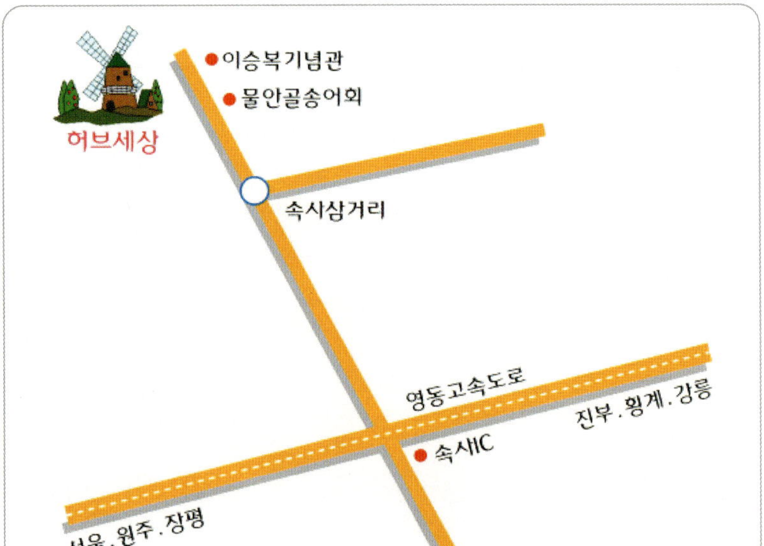

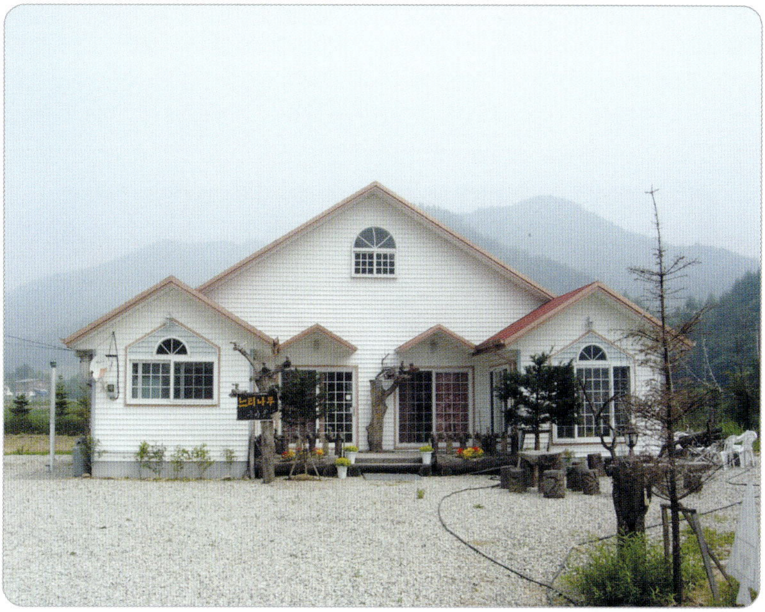
느리나무

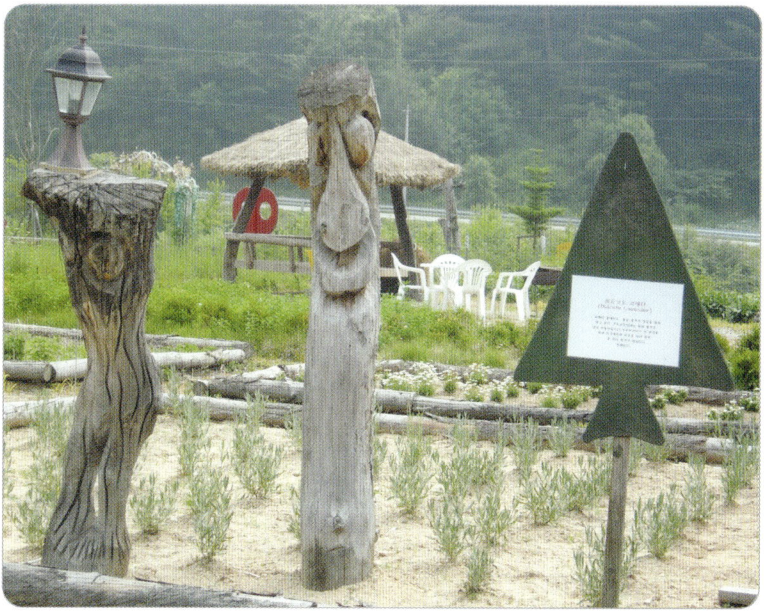

바질(Basil)

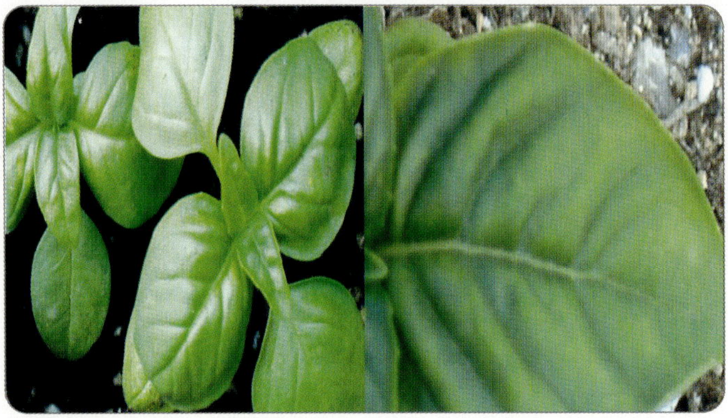

▷ 과명 : 꿀풀과

▷ 학명 : *Ocimum basilicum*

▷ 원산지 : 열대 아시아, 아프리카, 태평양 제도

▷ 특성 : 1년초로 키가 60cm 정도 자란다.

▷ 번식법 : 씨 뿌리기

▷ 재배 : 햇볕과 배수와 통풍과 비옥한 토양을 좋아한다.

▷ 이용부위 : 잎, 줄기, 종자

▷ 효능 : 머리를 맑게, 두통, 구내염, 편도염, 신장염, 이뇨제

▷ 용도 : 관상용, 식용(요리, 차, 향신료), 향료, 공예

밤두둑허브관광농원

(1) 대표자 : 양승산(011-327-1219)

(2) 주소 : 강원도 횡성군 횡성읍 반곡리 142-8

(3) 전화번호 : 033-343-0433

(4) 홈페이지 : http://www.bora-int.com

(5) 입장료 : 입장료 없음

(6) 규모 : 1,200평

(7) 특성 : 2004년부터 정식 오픈하여 운영하고 있으며 최근에 농림부로 부터 지정받은 녹색농촌체험마을인 밤두둑마을의 초입에 위치하여 마을에 오는 방문객들이 반드시 들러가는 필수 코스가 되었다. 뿐만아니라 허브농원을 보러온 방문객들

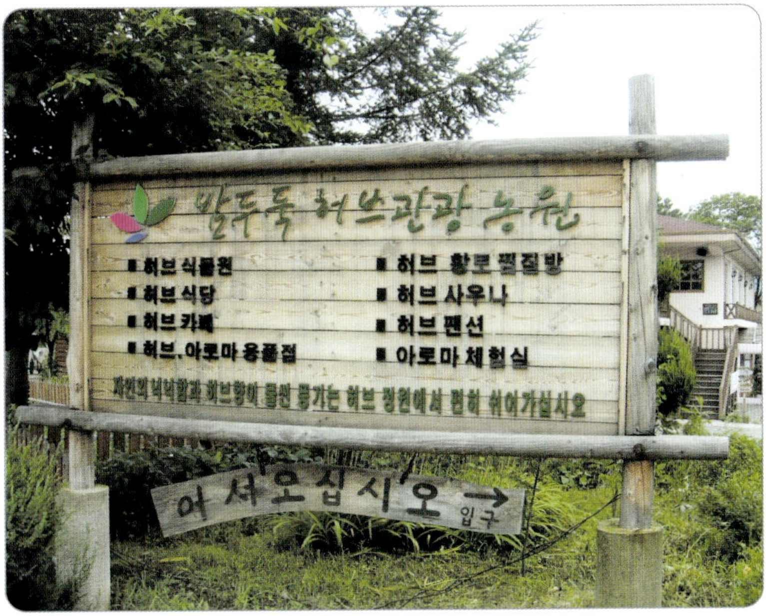
밤두둑 허브관광 농원
■ 허브식물원
■ 허브식당
■ 허브카페
■ 허브.아로마 용품점
■ 허브사우나
■ 허브팬션
■ 아로마 체험실
어서오십시오 →
입구

이 마을에서 민박도 하고 가는 농원과 마을의 win-win하는 좋은 사례이다. 1996년부터 허브에 관심을 가지고 시작하여 일찍부터 시작한 초기 멤버이다. 용품 수입 뿐만아니라 우리나라에 몇 안되는 직접 허브차를 제작하는 농원이기도 하다. 이 농원의 가장 장점은 양사장의 맑은 미소이다. 찾아온 손님 모두에게 친절하게 설명을 해준다. 주변에는 하천이 흐르고 있어 경치도 뛰어난 편으로 당일 코스뿐만아니라 1박을 하기에도 좋은 관광농원이다.

(8) 찾아가는 길 : 밤두둑 마을은 횡성군 남쪽 원주시 북쪽에 위치한 마을로 횡성 소재지에서는 10분, 영동고속도로 원주 TG · 중앙고속도로 횡성 TG에서 20분 거리에 위치하고 있는 정감가는 마을이다.

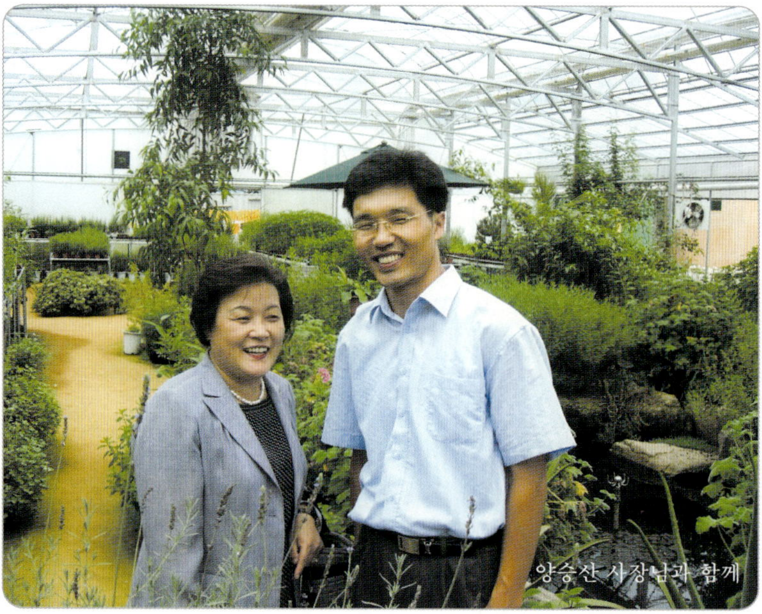
양승산 사장님과 함께

〈승용차 이용시〉

영동고속도로 : 서울 → 원주TG → 5번국도이용(횡성방향) → 원주공항 → 성남초등학교 육교 → 밤두둑마을

중앙고속도로 : 서울 → 횡성TG → 5번국도이용(원주방향) → 대성병원 → 성남초등학교 육교 → 밤두둑마을

〈대중교통 이용시〉

동서울시외버스(원주행) → 원주시내버스(62번) → 성남초등학교 하차 → 밤두둑마을

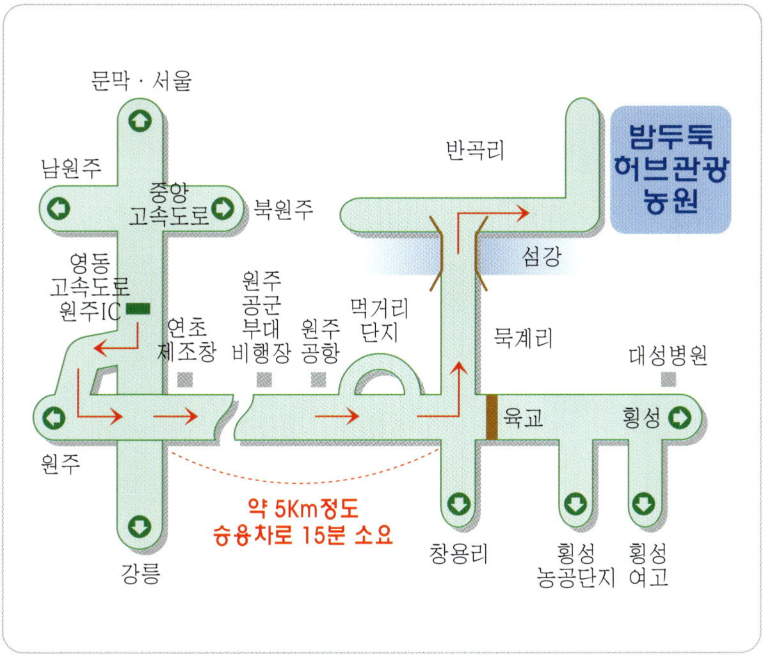

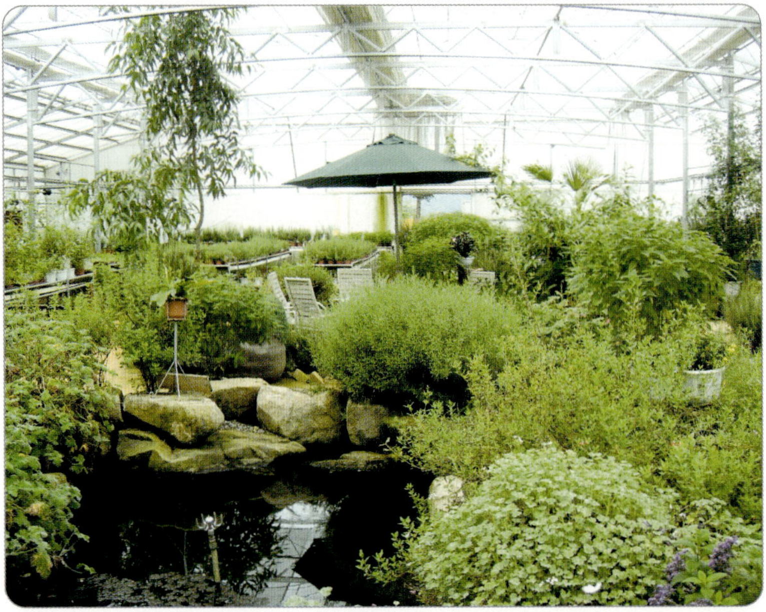

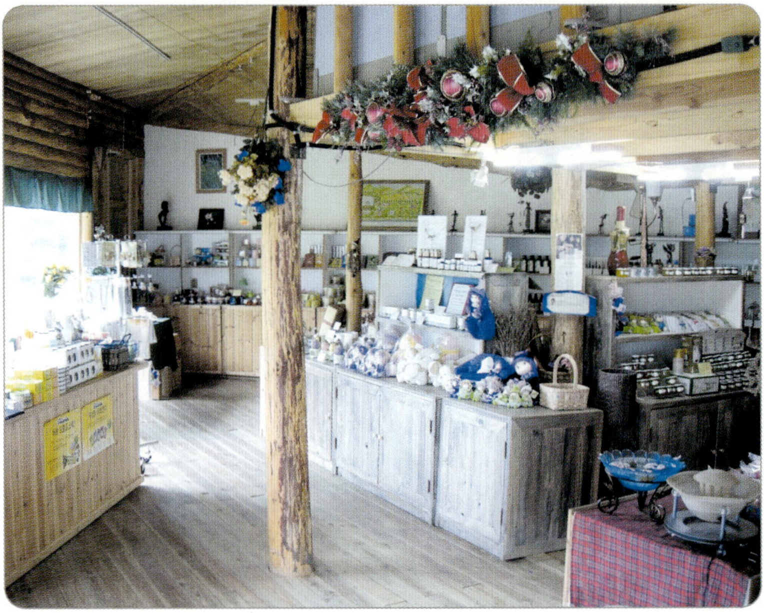

보리지(Borage)

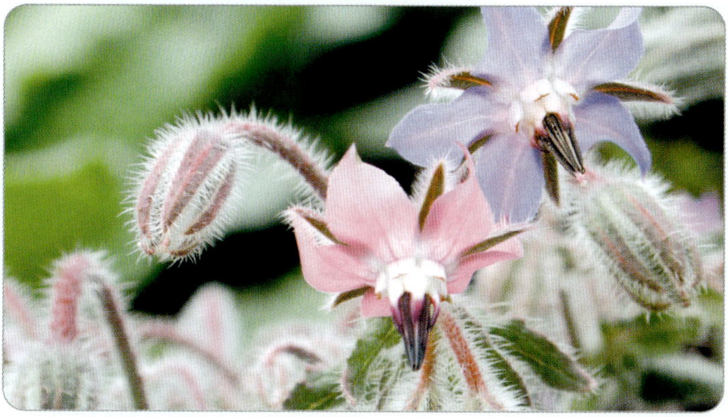

▷ 과명 : 지치과

▷ 학명 : *Borago officinalis*

▷ 원산지 : 시리아, 남부유럽, 북아프리카

▷ 특성 : 보통 60cm까지 자라며 일년초로 추위에 약하다.

▷ 번식법 : 씨 뿌리기

▷ 재배 : 해가 잘 들고 물 빠짐이 좋고 비옥한 토질을 좋아한다.

▷ 이용부위 : 씨, 꽃, 잎

▷ 효능 : 강장제, 소화촉진, 살균, 항균, 감기, 혈액정화, 만성신장염, 류머티스, 조급증, 습진.

▷ 용도 : 관상용, 식용(요리, 차), 오일

글로리아허브리조트

(1) 대표자 : 이건용(011-373-5114)

(2) 주소 : 강원도 횡성군 갑천면 상대리 174-6

(3) 전화번호 : 033-345-5114

(4) 홈페이지 : http://www.Gloriaherb.co.kr

(5) 입장료 : 입장료는 없음

(6) 규모 : 5만평

(7) 특성 : 교회 장로님으로써 신앙생활덕분에 이곳의 이름자체를 글로리아(하나님의 영광)라고 붙였다. 동서양에 널리 분포된 허브식물들을 샘플가든, 테마가든, 이벤트 가든에 모아서 조경과 차경을 고려하여 조화롭게 배치하였다. 가능한 한 관

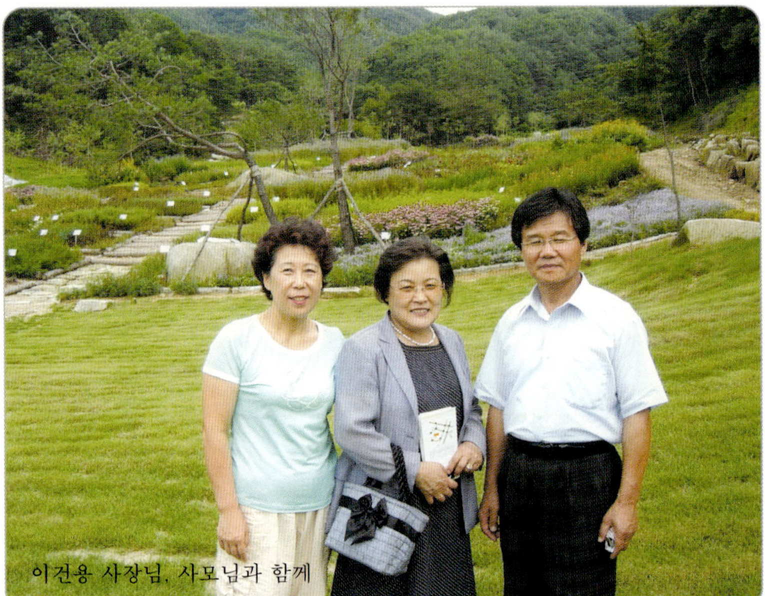
이건용 사장님, 사모님과 함께

람과 체험학습에 필요한 학술적 정보를 허브식물마다 식물 표찰에 담아서 배치 · 공개하여 허브매니아들이 지금까지 궁금해하고 답답해했던 허브식물들에 대한 기본지식과 정보를 공유할 수 있도록 하였다.

이곳의 대표는 고대로부터 허브가 허브 선진국들의 왕실 귀족, 부호들의 전유물에 그쳤던 때의 단점을 보완하여 한국허브산업의 발전에 기여하고, 허브가 인간에게 주는 장점을 최대한 활용해서 서민들에게까지 넉넉히 이용되는 유익한 식물이 되기를 바라는 마음으로 허브농사를 짓고 있다고 하였다.

허브 선진국과 정통허브농장을 조성하여 보여주고자 농장가족 모두가 혼신의 노력을 다하고 있다. 특히 글로리아 허브리조트의 마스터플랜에서 알 수 있듯이 친환경적인 생태 속에

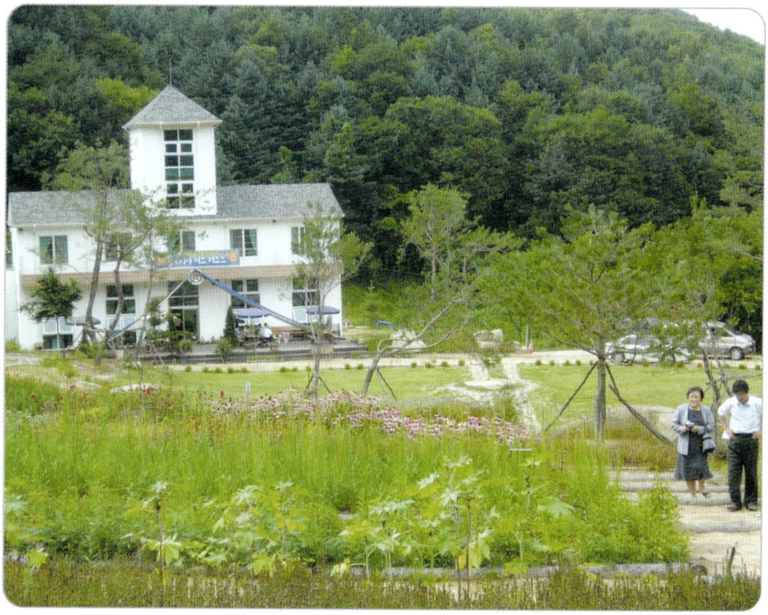

서 차별화 · 다양화된 허브체험 프로그램을 준비하고 연구개발하여 선진국 허브농원과 다른 한국식 허브농원의 독특한 동양미를 구현하여 동양식허브농원의 표상이 되는 대표적인 허브농원이 되는 것이 대표의 꿈이다.

<편의시설>

a. 레스토랑 : 친환경 농산물과 허브의 꽃과 향기가 가득한 식탁에서 웰빙푸드의 맛과 즐거움을 느낄 수 있다.

b. 카페 : 눈과 코, 입으로 향과 맛, 멋을 느낄 수 있는 각종 허브차와 함께 편안한 휴식과 만날 수 있는 공간이다

c. 허브샵 : 국내 외 유명 브랜드 허브 관련 제품을 가득히 모아 머리부터 발끝까지 허브향이 배어있는 제품을 선보이고 있으며 유기농 제품, 친환경제품, 일반 허브 제품들을 전시

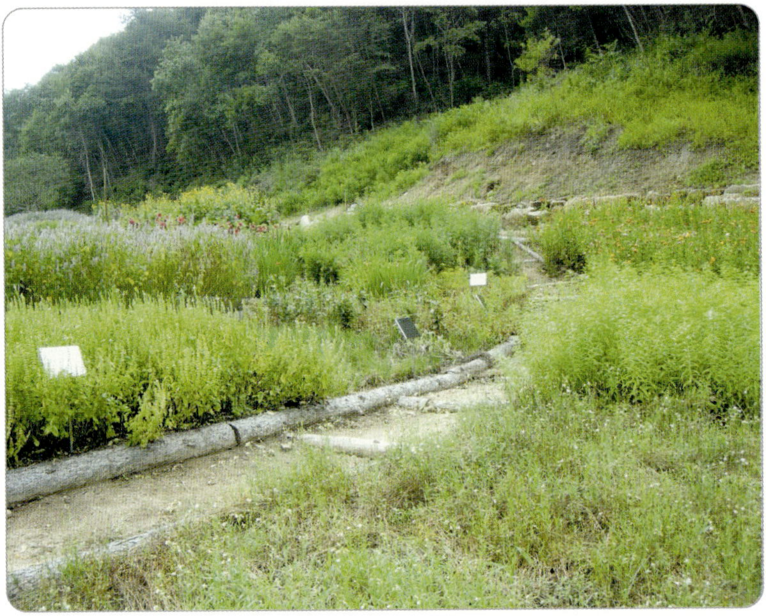

판매한다

(8) 찾아가는 길 :

〈승용차 이용시〉

영동고속도로 둔내 IC - 6번 국도 장평방향 - 마암리 입구에서 좌회전 - 새로 공사중인 도로 끝까지 직진 - 비포장 도로 - 다시 포장 도로 나오자 마자 좌회전 1km 정도 직진

국도로 6번 국도. 횡성읍에서 19번 지방 도로 - 갑천면 상대리 - 도로 공사 지점에서 우회전

〈대중교통 이용시〉

원주 터미널 - 횡성 - 횡성에선 택시(약 2만원)

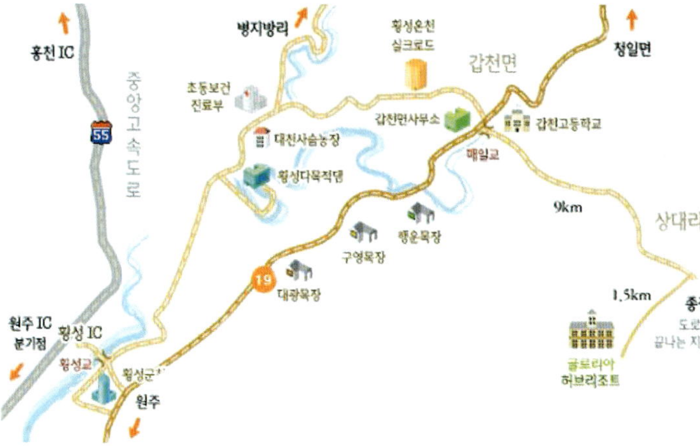

휀넬(Fennel)

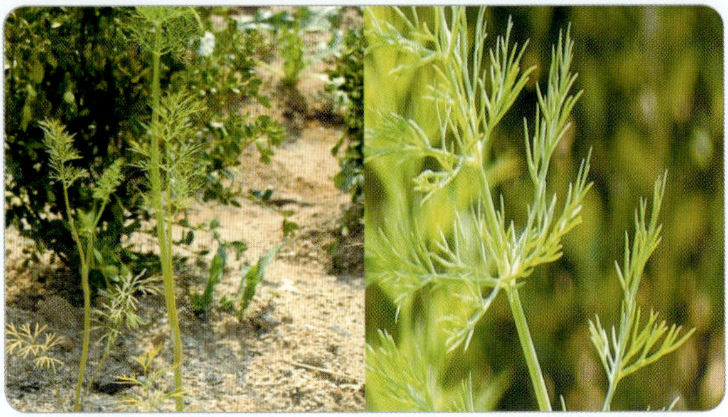

▷ 과명 : 산형과(미나리과)

▷ 학명 : *Foeniculum vnlgare*

▷ 원산지 : 지중해 연안

▷ 특성 : 다년초로 1m 이상까지 자라며 내한성이 강하다.

▷ 번식법 : 씨 뿌리기, 포기나누기

▷ 재배 : 해가 잘 들고 비옥한 땅이 좋고, 포기가 커지므로 밑거름을 충분히 넣고 심는다.

▷ 이용부위 : 줄기, 잎, 꽃, 씨

▷ 효능 : 강정, 비만방지, 건위제, 구풍제, 피로회복, 이뇨, 해독, 요로결석, 거담제

▷ 용도 : 식용(요리, 차), 향료, 포푸리, 미용, 오일, 목욕제, 다이어트제

상수허브랜드

(1) 대표자 : 이상수(011-469-0257)

(2) 주소 : 충북 청원군 부용면 외천리 480번지

(3) 전화번호 : 043-277-6633

(4) 홈페이지 : http://www.herbland.co.kr

(5) 입장료 : 어른 3,000원이며 단체(10명이상) 2,000원

(6) 규모 : 20,000평 규모에 유리온실 3,000평

(7) 특성 : 우리나라 최대규모의 유리온실을 가진 허브 테마관광 농원이다. 매년 5월 한달동안 허브축제를 여는데 각개각층의 많은 분들을 모시고 오픈식을 성대하게 연다. 1998년도부터 시작하여 2005년도가 제8회였다.

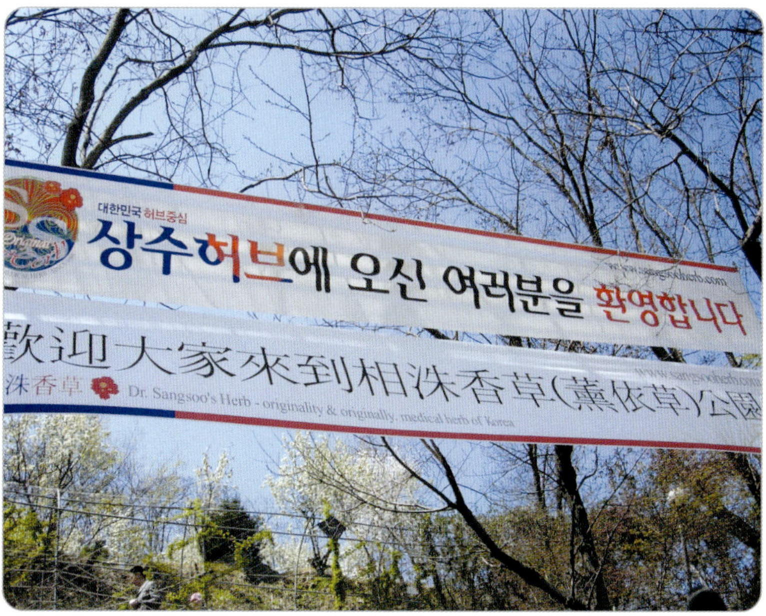
대한민국 허브중심
상수허브에 오신 여러분을 환영합니다
歡迎大家來到相洙香草(薰依草)
洙香草
Dr. Sangsoo's Herb - originality & originally. medical herb of Korea

축제기간동안의 다양한 볼거리로는

a. 보유하고 있는 500여 가지의 허브 중에서 수백종 전시.

b. 허브사전, 채소도감, 식용화 가이드북 등 허브에 대한 인식 확대를 위한 책 전시 및 판매.

c. 허브전시판매 - 어린 허브분화 고급 허브화분(대, 중. 소).

d. 허브이용 가공식품, 허브상품 전시 및 판매.

e. 작품성 허브(혼성식재, 단일품종 식재), 허브 회전탑.

f. 허브순이 특수채소.

g. 허브향이류 전시 판매.

h. 허브를 이용한 다양한 음식의 개발 및 보급-허브부페, 허브 참나무 숯불 바비큐, 허브순이 비빔밥, 허브샐러드, 허브차, 허브술, 허브생쥬스, 허브샌드위치, 허브김밥 등.

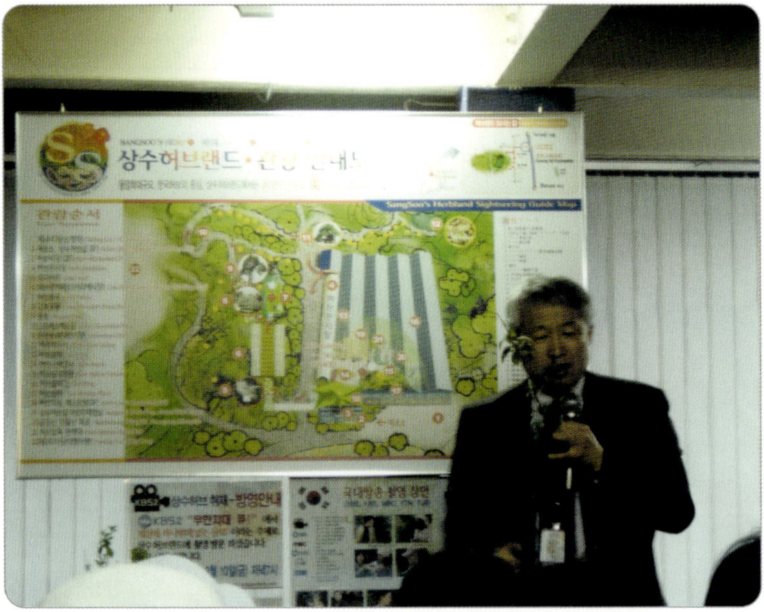

(8) 찾아가는 길 :

〈승용차 이용시〉

a. 고속도로 하행(서울출발) → 경부고속도로,중부 고속도로를 타고 오시다가 청원IC에서 청주 · 대전 방향으로 나오셔서 삼거리에서 우회전(대전방향) 후 150m정도 오시면 오른편으로 상수허브랜드가 보인다.

b. 고속도로 상행(부산출발) → 경부고속도로 청원IC에서 청주 · 대전 방향으로 나오셔서 삼거리에서 우회전 (대전방향) 후 150m정도 오시면 오른편으로 상수허브랜드가 보인다.

c. 국도는 대전에서 청주로 가는 17번 국도를 타고 가다 청원IC 못미처 좌측으로 보인다.

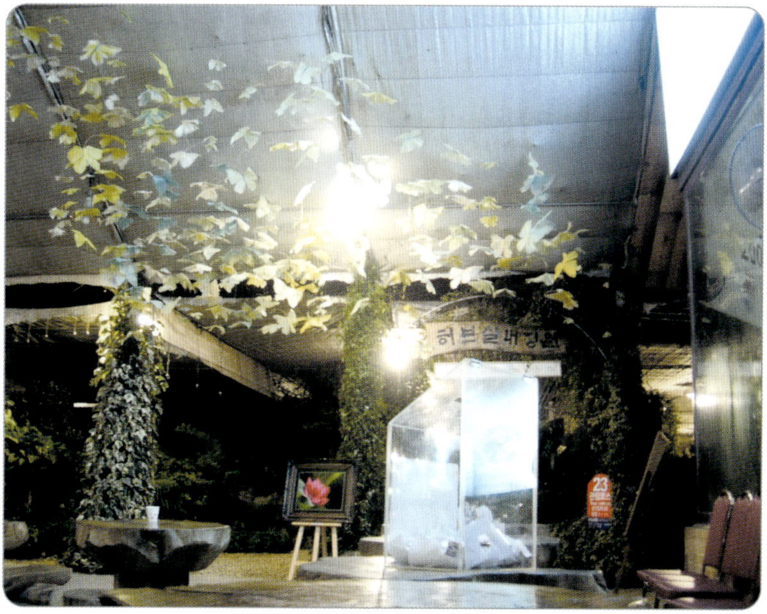

〈대중교통 이용시〉

a. 기차는 부강역 하차 후 청주 방향 버스를 타고 청원 IC에서 하차 (15분 소요)

b. 신탄진역 하차 후 청주 방향의 버스를 타고 청원 IC에서 하차 (30분소요)

c. 고속버스 & 시외버스는 청주 고속버스터미널, 시외버스터미널에서 하차 한 후 400(좌석), 450번 시내버스를 타고 청원 IC에서 하자 (40분소요)

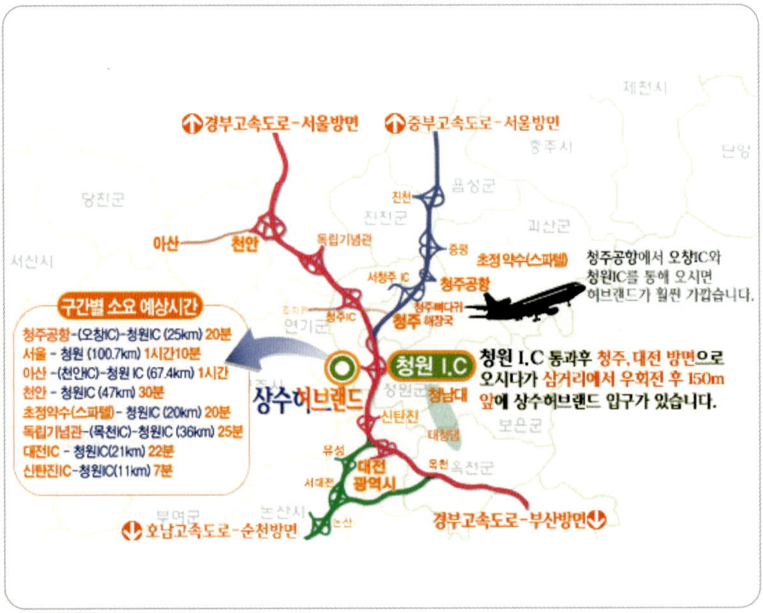
경부고속도로-서울방면
중부고속도로-서울방면
아산
천안
독립기념관
진천
증평
초정 약수(스파텔)
청주공항
청주공항에서 오창IC와
청원IC를 통해 오시면
허브랜드가 훨씬 가깝습니다.
구간별 소요 예상시간
청주공항-(오창IC)-청원IC (25km) 20분
서울 - 청원 (100.7km) 1시간10분
아산 -(천안IC)-청원 IC (67.4km) 1시간
천안 - 청원IC (47km) 30분
초정악수(스파텔) - 청원IC (20km) 20분
독립기념관-(목천IC)-청원IC (36km) 25분
대전IC - 청원IC(21km) 22분
신탄진IC-청원IC(11km) 7분
상수허브랜드
청원 I.C
청주
청남대
신탄진
청원 I.C 통과후 청주, 대전 방면으로
오시다가 삼거리에서 우회전 후 150m
앞에 상수허브랜드 입구가 있습니다.
유성
대전 광역시
서대전
옥천
호남고속도로-순천방면
경부고속도로-부산방면

스테비아(Stevia)

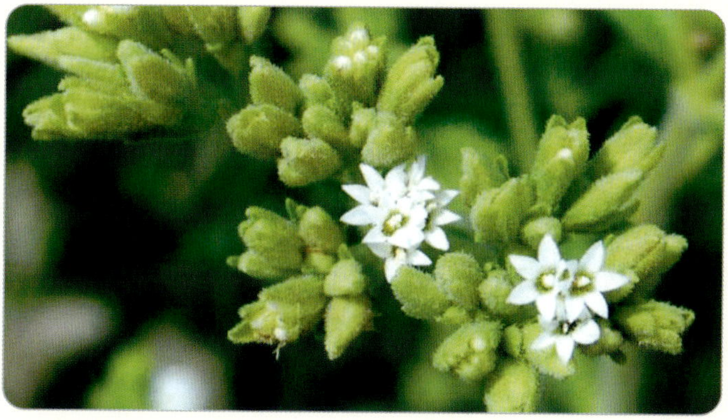

▷ 과명 : 국화과
▷ 학명 : *Stevia rebaudiana*

▷ 원산지 : 남미 (파라과이, 브라질, 아르헨티나)
▷ 특성 : 다년초이나 우리나라에서는 월동이 어렵다.
▷ 번식법 : 씨 뿌리기, 꺾꽂이
▷ 재배 : 햇볕과 바람을 좋아하며 배수가 잘되는 토양이 좋다.

▷ 이용부위 : 잎, 꽃
▷ 효능 : 다이어트, 당뇨병, 심장병, 충치 환자들에게 저 혈당 감미료로 좋은 식품이다.
▷ 용도 : 식용(요리, 차)

허브파라다이스

(1) 대표자 : 권혁만(010-4407-3637)

(2) 주소 : 충남 천안시 수신면 신풍리 392-2

(3) 전화번호 : 041-522-9185

(4) 홈페이지 : http://www.herbparadise.co.kr

(5) 입장료 : 입장료는 없음.

(6) 규모 : 농장 전체 4,500평

(7) 특성 : 대한민국 허브테마파크를 주장하며 비닐하우스 2,200평에서 육묘, 야외정원도 조성중으로 원래 2005년 10월에 개원하려고 하였으나 욕심으로 좀더 보완하여 2006년 4월에 오픈예정이다. 독립기념관과 병천순대집의 중간에 위치하여 여

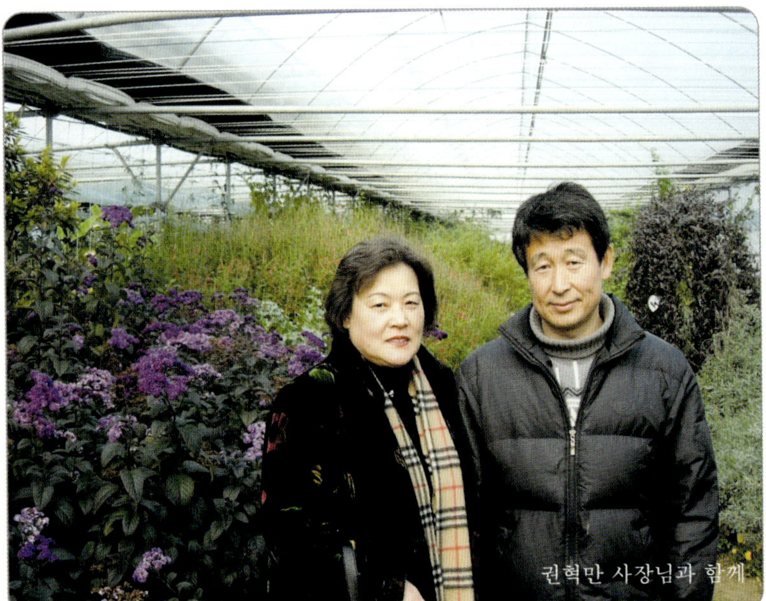

권혁만 사장님과 함께

기에 오는 분들이 들러가는 필수코스로 될것으로 예상되며 비닐하우스에 조성된 허브실내정원을 보면 권대표의 식물에 대한 안목과 뛰어난 디자인 감각을 느끼게 된다. 특히 동생등 가족들의 참여로 식물의 관리가 깔끔하다. 식물들을 잘 키운 덕분에 크게 자라 비닐하우스의 천정이 낮아 보인다. 식물 표찰의 부착도 양호한 편으로 관람객을 위한 세심한 배려가 눈에 띈다. 또한 주변에 위치하고 있는 몇몇 야생화 농장과도 교류를 통하여 다양한 식물의 색과 향을 선보이고 있다. 판매용으로 로즈마리 화분을 많이 키우고 있어 농장을 방문하는 사람들이 저렴한 농장도 가격으로 로즈마리를 즐길수 있도록 준비하였다. 올봄이 지나면 새로운 천안의 명소로 자리잡게 될것이다.

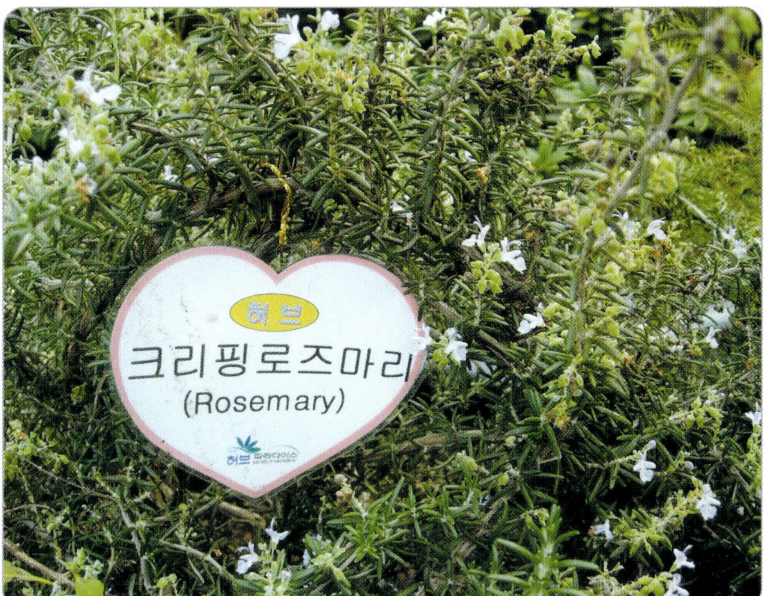

(8) 찾아가는 길 :

〈승용차 이용시〉

경부고속도로 목천 IC에서 나와서 우회전하여 약 2Km가서 수신 · 성남 방면으로 우회전하여 5.5Km를 가면 길가에 바로 붙어 있다.

〈대중교통 이용시〉

천안 시내에서 수신행 버스를 타고 심풍리에서 하차하면 된다.

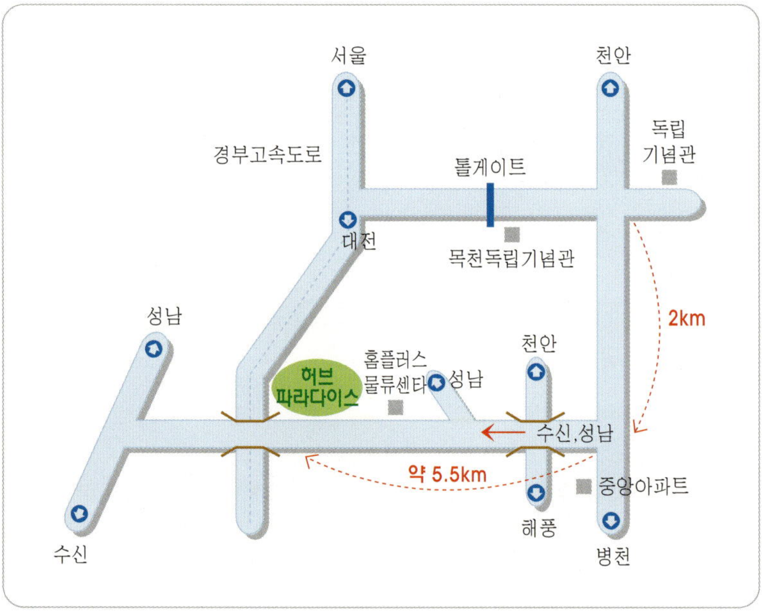

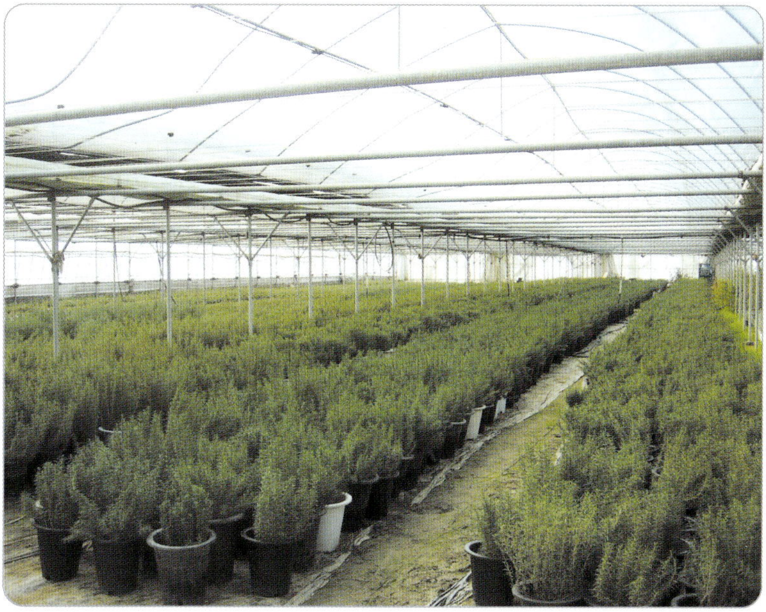

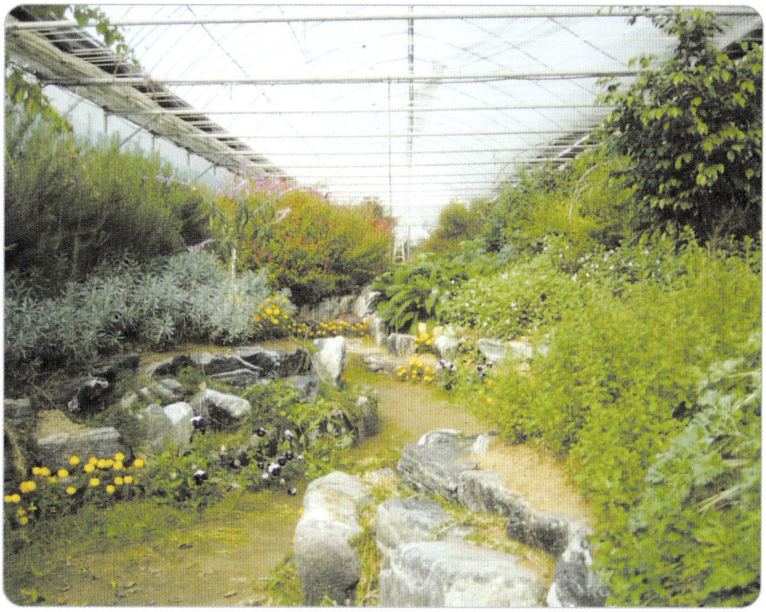

커리 프랜트(Curry plant)

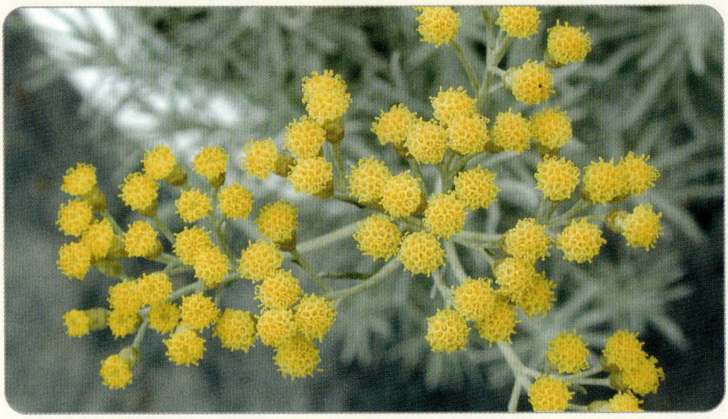

▷ 과명 : 국화과

▷ 학명 : *Helichrysum angustifolium*

▷ 원산지 : 유럽남서부

▷ 특성 : 반상록 관목으로 내한성이 있다.

▷ 번식법 : 씨 뿌리기, 꺾꽂이, 포기나누기

▷ 재배특성 : 햇볕이 좋고 통기력과 보수력이 있는 사질 양토, 영양이 풍부한 흙이 좋다.

▷ 이용부위 : 잎과 줄기, 씨

▷ 효능 : 살균작용, 방부작용, 비포 회복, 스트레스해소, 권태, 우울증

▷ 용도 : 관상용, 식용(요리, 차, 향신료), 향료, 포푸리, 미용

허브화이트하우스

(1) 대표자 : 차호철(011-805-7990)

(2) 주소 : 경북 칠곡군 동명면 기성리 592

(3) 전화번호 : 054-975-6866

(4) 홈페이지 : http://www.herbwh.co.kr

(5) 입장료 : 입장료는 없음.

(6) 규모 : 농장 전체 600평

(7) 특성 : 규모는 작으나 자체 허브축제를 가지며 2005년에 2회째로 4월 24일부터 5월 23일까지 한달간 거행되었다. 2006년도에 어김없이 봄에 축제를 할 예정이다. 이곳은 작지만 두 부부의 합심으로 성공적으로 운영되고 있는 대표적 허브가든이

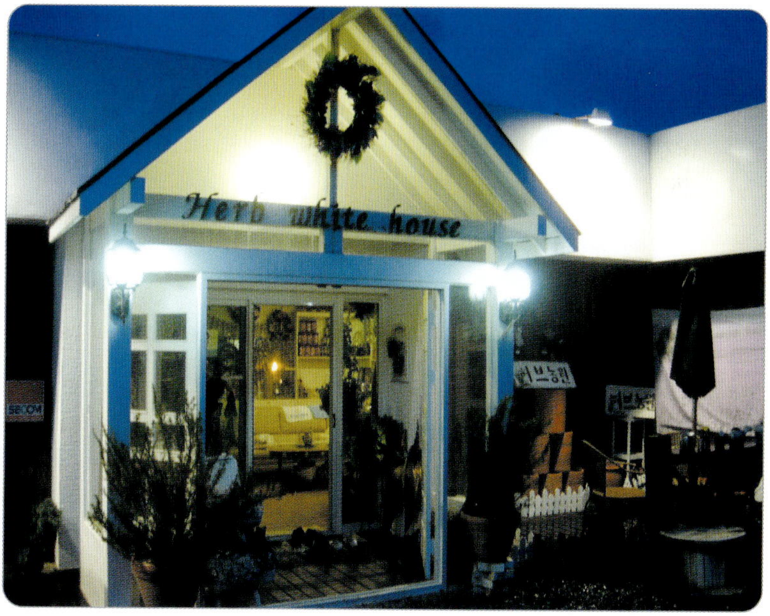

다. 대부분의 허브가든이 대도시 중심으로 근처에 위치하나 군단위에 있으면서도 훌륭하게 운영되고 있는 것은 부부의 열정과 노력으로 가능하였다.

(8) 찾아가는 길 :

〈승용차 이용시〉

대구에서 팔공산 방향으로 가다가 파계사앞 검문소에서 칠곡방향으로 좌회전해서 오면 왼쪽의 대구은행연수원 맞은편에 위치하고 있다.

〈대중교통 이용시〉

대구고속버스터미널에서 택시로 약 1만원

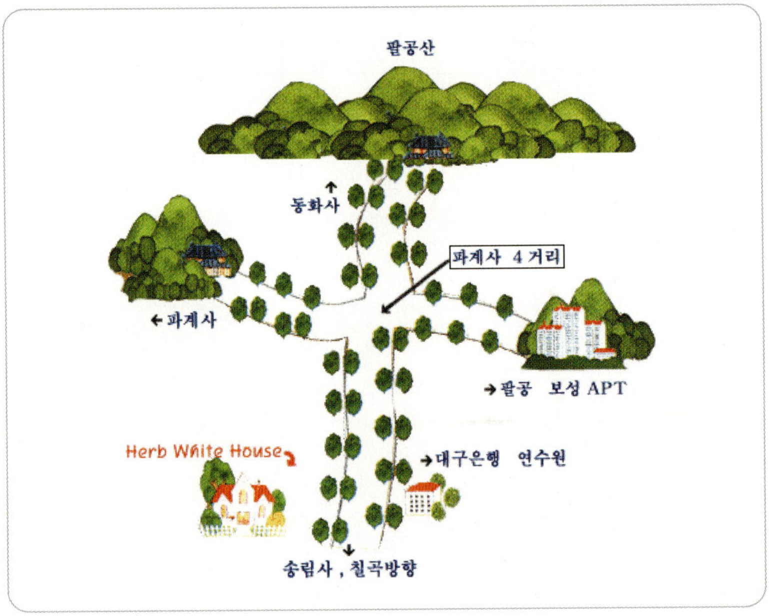

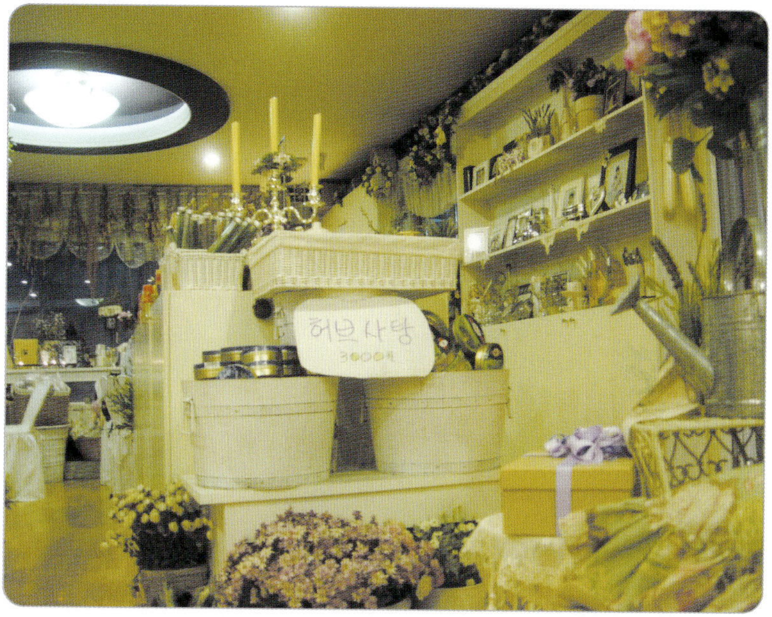
허브사탕

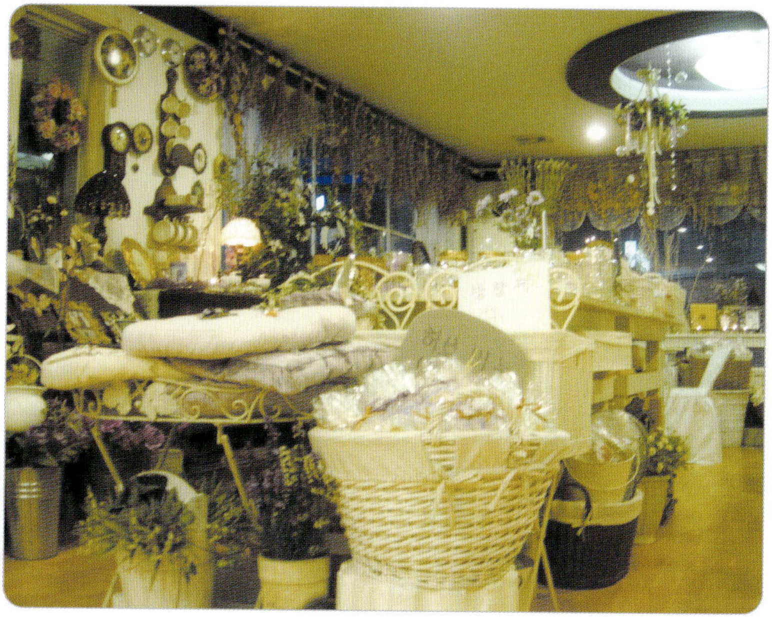

오레가노(Oregano)

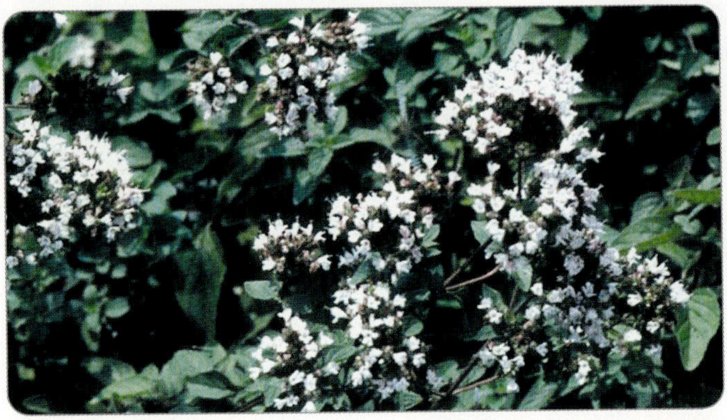

▷ 과명 : 꿀풀과

▷ 학명 : *Origanum vulgare*

▷ 원산지 : 유럽, 북미

▷ 특성 : 다년초로 월동가능하며 50cm 정도 자란다.

▷ 번식법 : 종자, 삽목, 포기나누기

▷ 재배 : 추위와 더위에 강하나 습기에 약하다. 해가 잘 드는 장소에서 키우고, 물이 잘빠지고 건조한 알칼리성 흙이 적당하다.

▷ 이용부위 : 잎(드라이)

▷ 효능 : 소화촉진, 건위 정장작용, 피로 · 멀미 · 신경성 두통의 개선

▷ 용도 : 원예, 요리, 차, 목욕, 포푸리

허브 위

(1) 대표자 : 신성화(016-815-9999)

(2) 주소 : 대구광역시 동구 신용동 산 47번지

(3) 전화번호 : 053-983-5224

(4) 홈페이지 : 없음

(5) 입장료 : 입장료는 없음

(6) 규모 : 5천평

(7) 특성 : 가톨릭신자로서 스텔라라는 영세명을 사용하고 있으며 산책을 즐길수 있는 가든을 선호하고 허브차와 관계되는 것은 전부 준비해놓고 방문객을 맞이한다. 골프장에 허브를 납품하기 위하여 여러종의 허브를 대규모로 번식하고 있다.

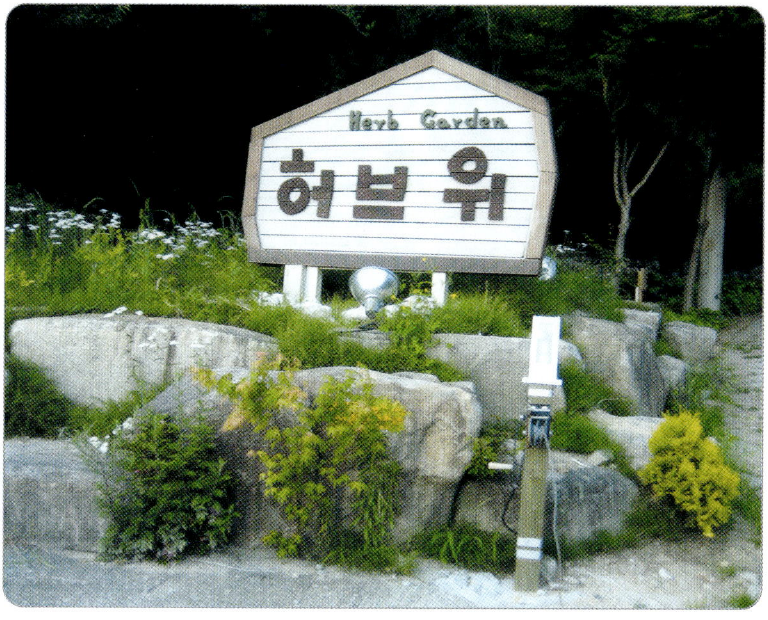

이곳은 다른 허브가든과는 달리 전지역이 금연구역으로서 담배피우는 것을 절대 금하고 있다. 이는 말할 것도 없이 향기로운 허브향을 맡기 위함이다. 전체적으로 건물, 안내판, 데크등이 목재로 되어 있어서 편안한 느낌을 준다. 실내의 허브용품 판매장도 깔끔하고 단정하게 정리, 진열되어 있어서 방문객의 구매욕을 불러일으키게 만드는 매력이 있는 곳이다.

(8) 찾아가는 길 :

〈승용차 이용시〉

대구 공항에서 불로동 화회 단지를 거쳐 봉무동을 지나 파군제 삼거리에서 파계사 방향으로 좌회전을 하면 우측으로 지묘동 아파트단지가 나오고 파계사 방향으로 계속 직진을 하다가 서촌초등학교를 지나 파계사앞 검문소에서 우회전 하

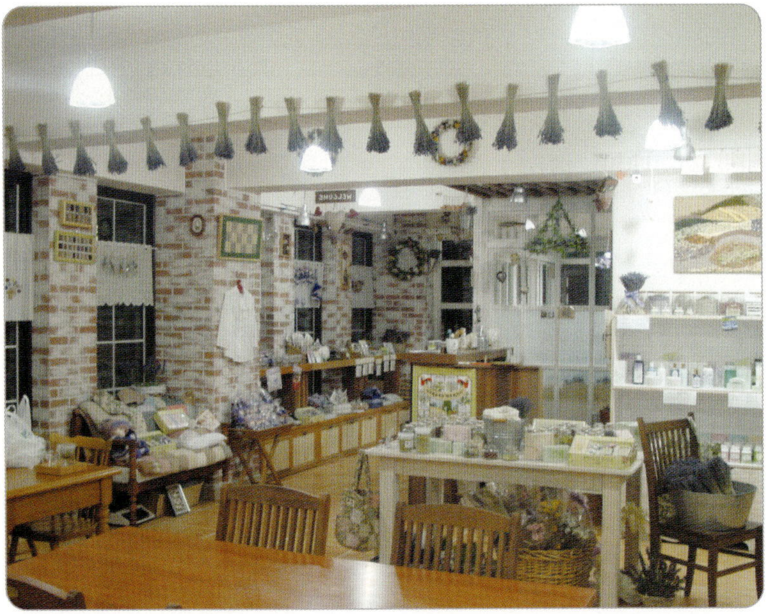

여(수태골, 부인사, 동화사 방향으로) 오면 오른쪽으로 용진 마을을 지나고 조금더 오면 별궁정 간판이 보인다. 조금더 오면 조그만 군사시설 같은 가스 가압장이 보이고 거기에서 약 100m오면 왼쪽으로 초콜렛색 지붕을 한 곳이 "허브 위" 이다. 파계사 검문소 삼거리에서 "허브 위"까지는 거리가 약 2.5Km 이다.

〈대중교통 이용시〉

대구고속버스터미널에서 택시로 약 1만원

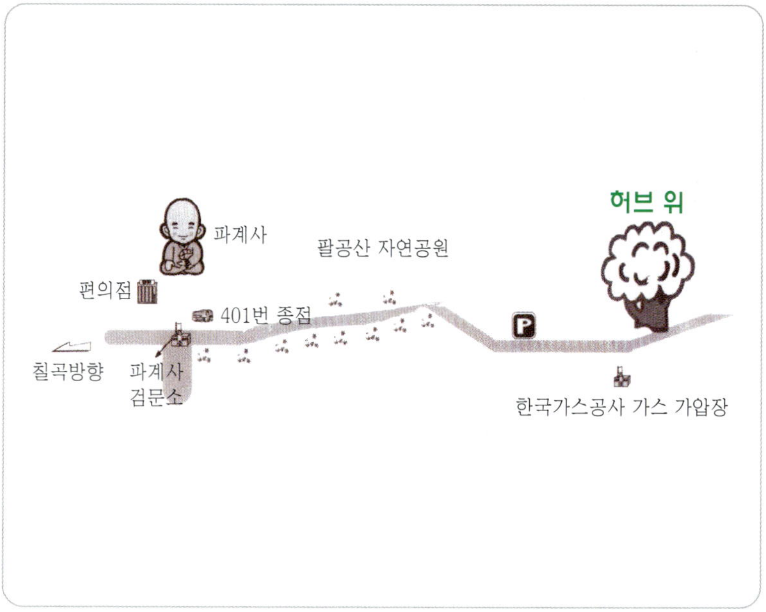

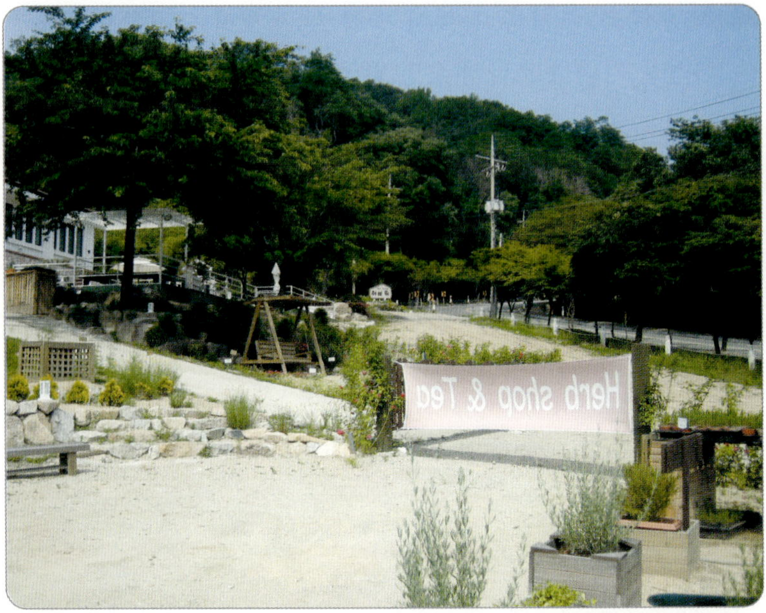
Herb shop & Tea

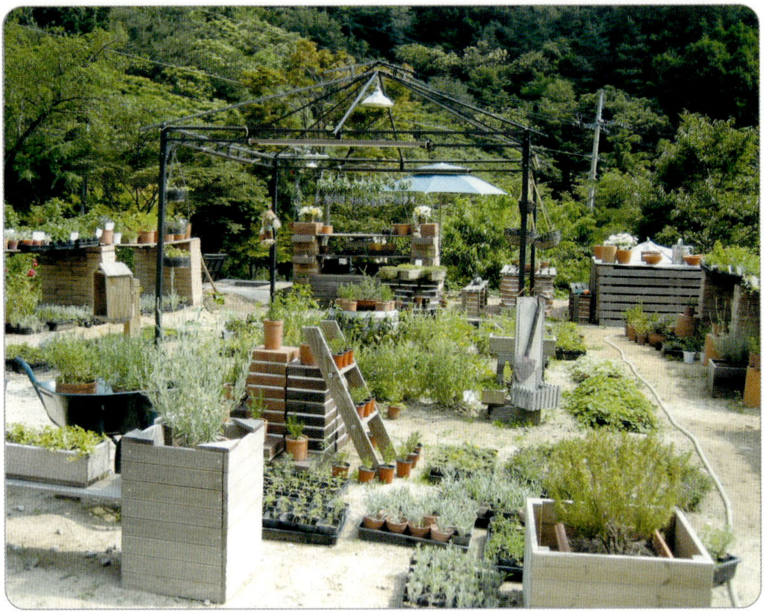

차이브(Chives)

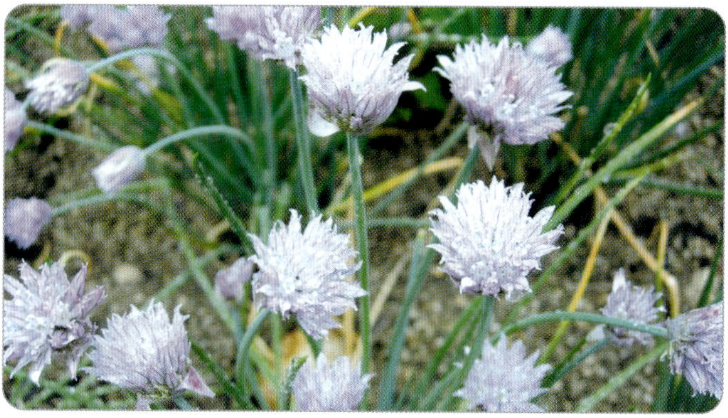

▷ 과명 : 백합과
▷ 학명 : *Allium schoenoprasum*

▷ 원산지 : 유럽, 북반구 온대
▷ 특성 : 다년초로 30cm 정도 자라며 내한성이 있다.
▷ 번식법 : 씨 뿌리기, 포기나누기
▷ 재배특성 : 해가 잘 들고 비옥한 땅이 좋고, 여름의 햇빛과 건조에 약하다.

▷ 이용부위 : 뿌리, 잎, 꽃
▷ 효능 : 강장, 소화촉진, 혈압 강하, 방부, 빈혈, 손톱, 치아 성장
▷ 용도 : 관상용, 식용(요리), 포푸리

진안허브피아

(1) 대표자 : 국승호(018-621-8772)

(2) 주소 : 전북 진안군 부귀면 황금리 516

(3) 전화번호 : 063-433-7675

(4) 홈페이지 : 없음

(5) 입장료 : 입장료는 없음

(6) 규모 : 농장 전체 2,000평

(7) 특성 : 현재 국승호대표의 아버지이신 국중성님께서 1995년부터 허브재배를 시작하여 현재 12년째로 군단위의 허브가든으로는 가장 오랜역사를 가지고 있으며 하우스와 노지에서 허브를 재배하여 판매하고 있으며 허브용품도 판매하고 있다.

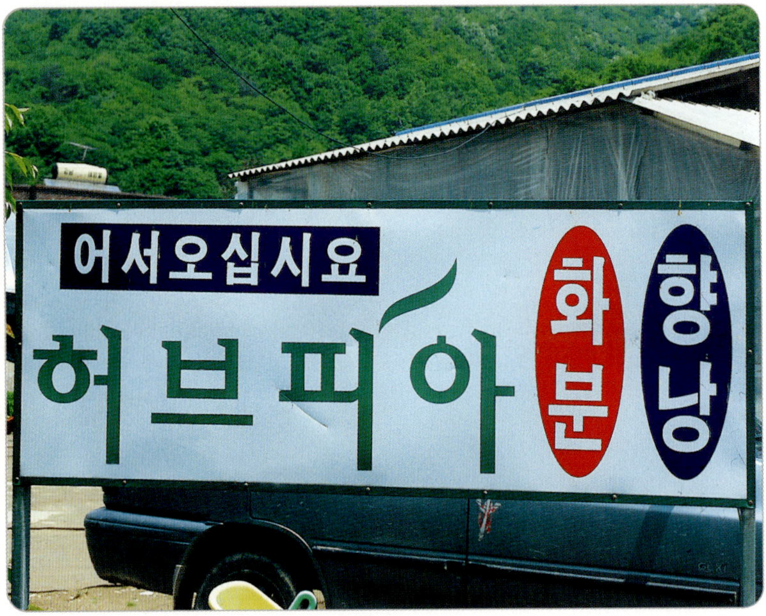

초창기부터 유지해온 궁향리의 농장을 정리하고 2006년도 부터 황금리에 새로이 농장을 시작한다. 2대에 걸쳐서 부부중심으로 꾸준하게 성실히 운영하여 오고 있어 지역 허브 농사 및 사업의 선구자 역할을 하고 있다. 최근에 국승호 대표 부부가 특히 대학생체험 영농교육등의 체험프로그램등을 진행하여 방문객들에게 좋은 평을 받고 있다. 이곳의 허브들은 오랜 역사뿐만 아니라 국중성님을 포함한 모든 가족의 따뜻한 손길 덕분에 크게 잘 자라 있다. 자체 생산한 허브차와 비누등도 이곳을 찾은 분들에게 만족감을 더해준다. 이곳에서는 두 부자의 허브에 대한 열정과 열악한 환경에서도 크게 자란 허브들을 보고 두번 놀라게 된다. 여기서 정말 농작물은 주인의 발자욱소리를 듣고 자란다는 진리를 다시 한번 느끼게 된다.

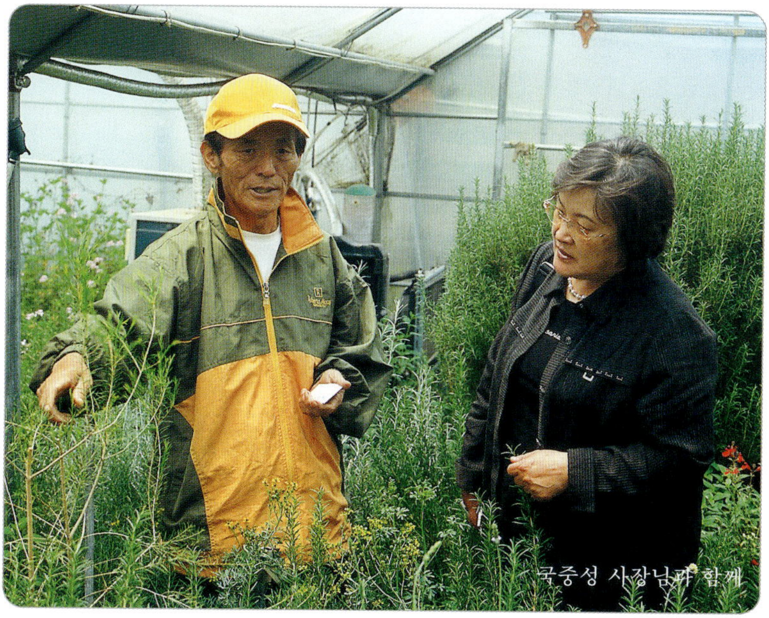
국중성 사장님과 함께

(8) 찾아가는 길 :

전주역에서 26번 국도를 따라 진안으로 향하다가 약 20Km 지점인 부귀교차로에서 좌회전하여 49번 국도를 따라서 5.5Km 가다가 두남사거리에서 다시 좌회전하여 1.7Km를 가면 진안 허브피아가 나온다.

대전-통영간 고속도로의 무주IC에서 나와 30번 국도를 타고 8.4Km와서 백화삼거리에서 우회전하여 13번 구도를 타고 7.4Km를 가서 용담댐삼거리에서 좌회전하여 지방도 795번을 따라서 10.8Km와서 월평삼거리에서 우회전하여 4.9Km를 오면 두남사거리가 나오고 여기서 우회전하여 1.7Km를 가면 허브피아가 나온다.

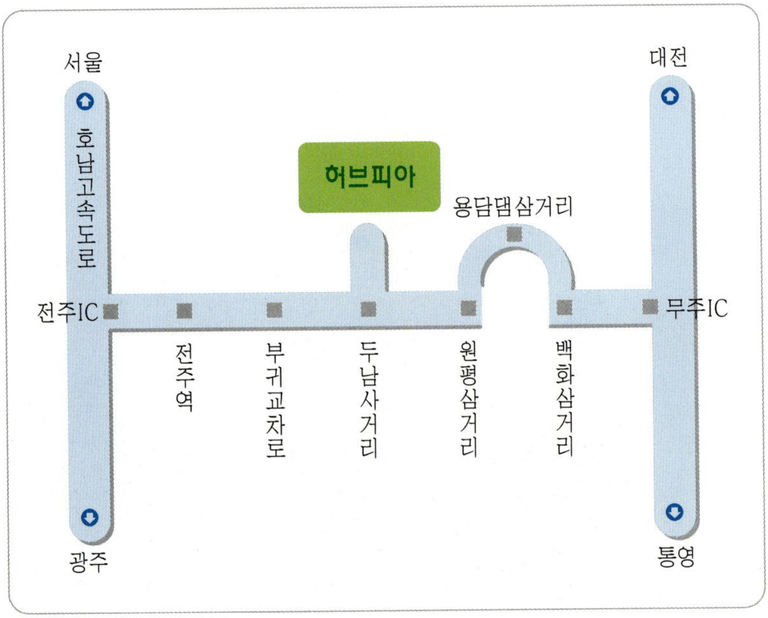

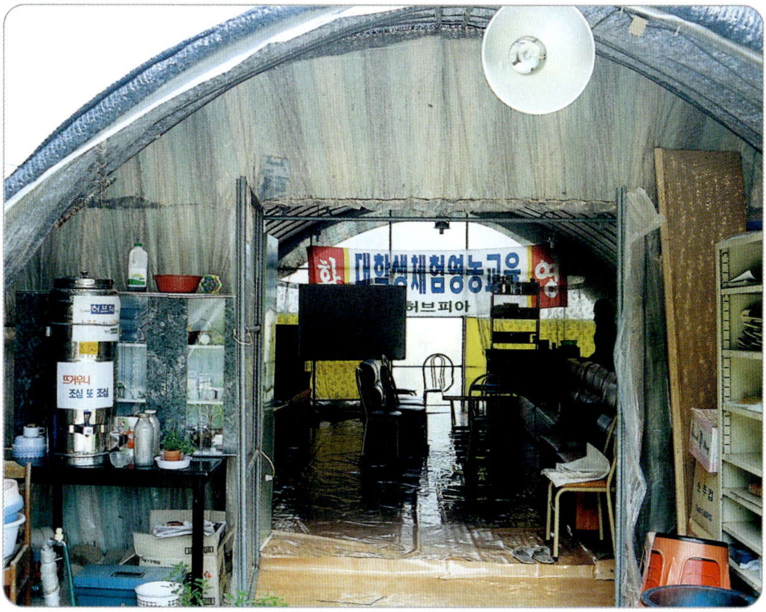
대학생체험영농교육
허브피아
뜨거우니
조심 또 조심

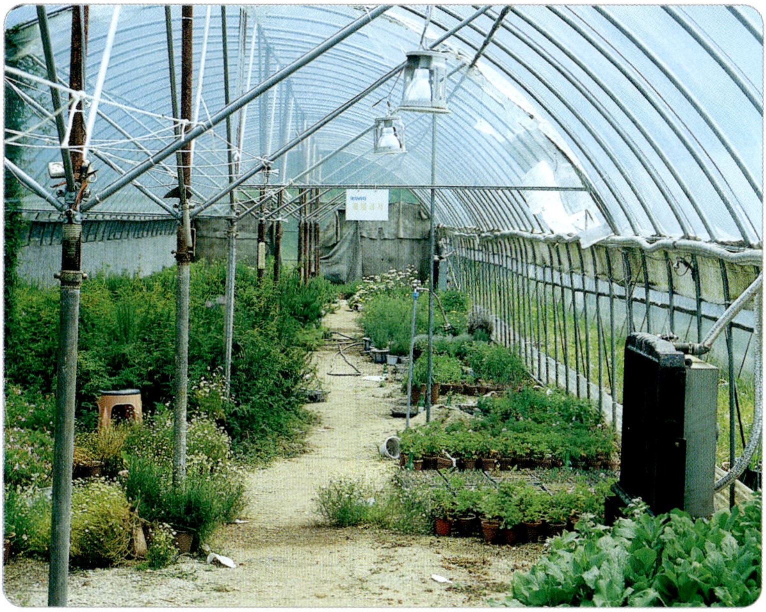

산토리나(Cotton lavender)

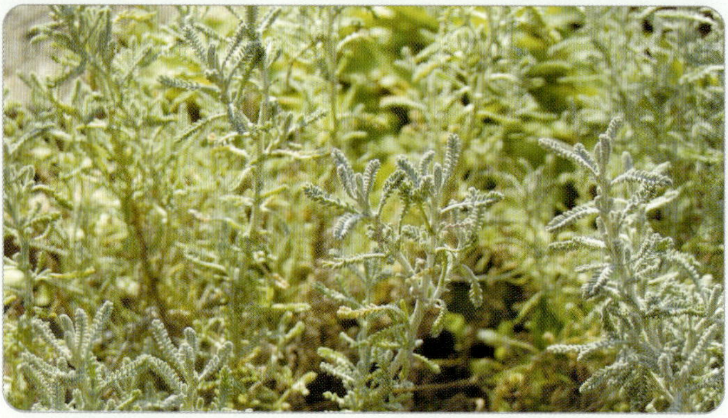

▷ 과명 : 국화과

▷ 학명 : *Santolina chamaecyparisus*

▷ 원산지 : 유럽남부

▷ 특성 : 다년초로 40cm 정도 자라고 내한성이 있다.

▷ 번식법 : 씨뿌리기, 꺾꽂이

▷ 재배 : 통풍이 잘되고 해가 잘 드는 건조한 장소가 좋다. 잎과 줄기가 밀생한 부분이 시들므로 가지를 정리하여 통풍이 잘되게 한다.

▷ 이용부위 : 잎

▷ 효능 : 구충효과, 추충제

▷ 용도 : 원예, 포푸리, 염색

허브촌

(1) 대표자 : 김선윤(011-670-1603)

(2) 주소 : 전북 전주시 덕진구 진북2동 1094-2

(3) 전화번호 : 063-272-8668

(4) 홈페이지 : www.herbchon.co.kr

(5) 입장료 : 입장료는 없음.

(6) 규모 : 농장 전체 800평

(7) 특성 : 허브샵과 허브식물원을 운영하며 약 10여종의 허브식물을 보유하고 있고 허브용품, 아로마테라피용품을 판매하며 허브음식이나 차도 판매중이다. 전주에서 가장 유명한 허브가든으로 전주허브아일랜드라는 이름으로 시작하여 최근에

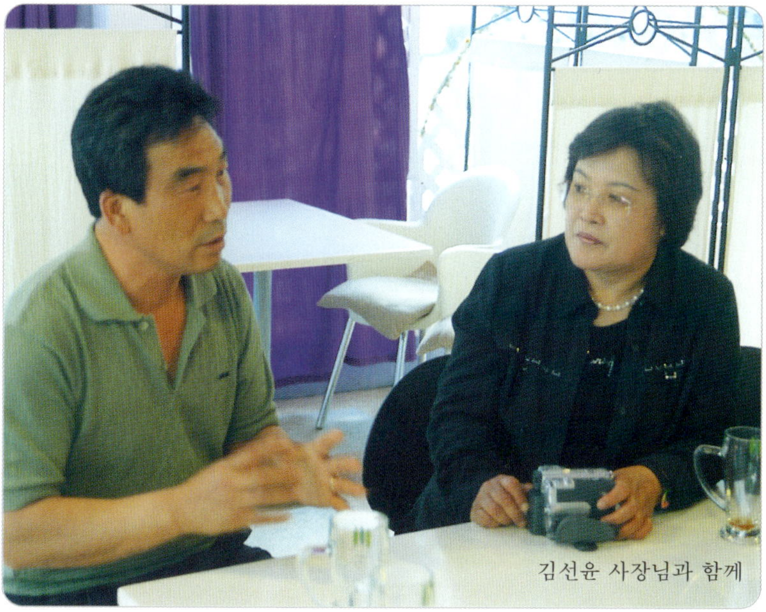

김선윤 사장님과 함께

허브촌으로 이름을 바꾸고 제2의 도약을 꿈꾸고 있다. 도심내에 위치하고 있어 접근이 용이하여 많은 사람들에게 사랑받고 있다. 아래층의 실내정원도 벽면의 자연적 암반을 잘 이용하여 훌륭하게 조성하였다.

■ 허브카페

향긋한 허브의 향만큼이나 우아하게 흘러나오는 뽀얀김에 살포시 얼굴을 가져가 보면 상쾌한 허브향에 매료된 후 한모금 마셔 넘기는 순간, 더 이상 답답한 도시인이 아닌 자연과 하나되는 정서를 확인하게 된다.

■ 허브가든

허브향기를 맡으며 스트레스와 피곤을 훌훌 날리고 심신에 활력을 되찾을 수 있도록 3백여 평의 정원에 로즈마리, 라벤

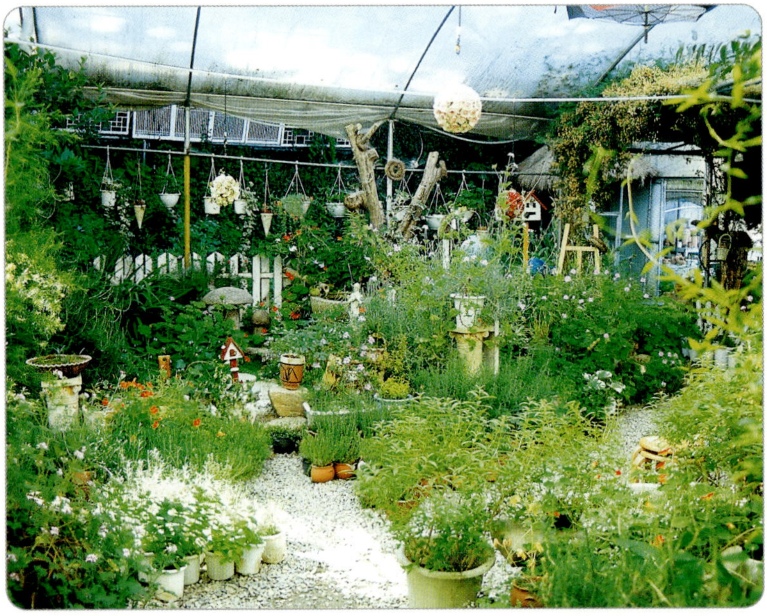

다 등 50여종의 허브가 빼곡히 심어져 있어 무성히 자란 잎을 손으로 만지기만 해도 향기가 한껏 전해온다. 또한 바로 윗 편에 화산공원이 이어져 등산의 즐거움도 함께 즐길 수 있으며 등산로는 완산칠봉까지 연결돼 있다.

■ 허브향기매장

허브를 이용한 다양한 음식, 차, 비누, 바디용품, 아로마테라피 등 진정한 허브제품들을 발굴하고 이를 시스템화해 소비자들에게 더욱 가까이 다가가고자 유기농 컨셉의 화장품을 비롯, 라벤다 베게, 아로마목걸이, 허브차, 차량용 방향제 등을 취급하는 전문 샵이다.

(8) 찾아가는 길 :

전주 고속버스터미널에서 기본 요금거리에 있다. 진북터널입구에 위치하고 있다.

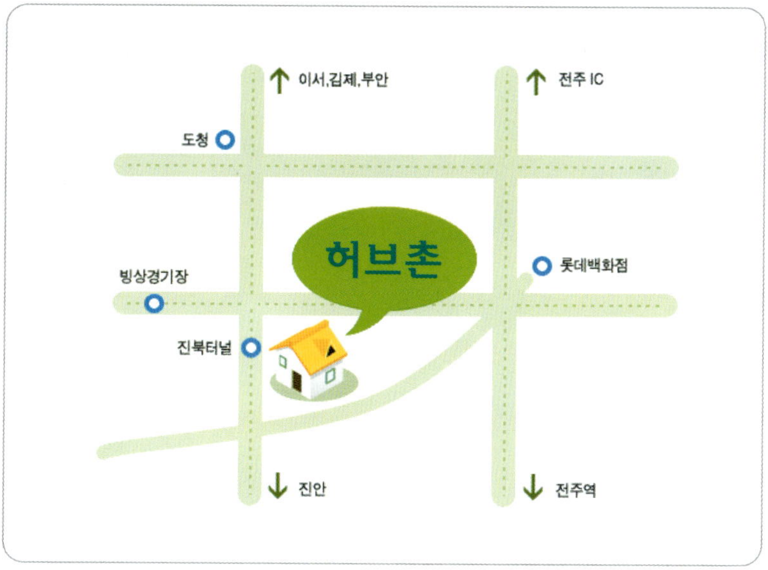

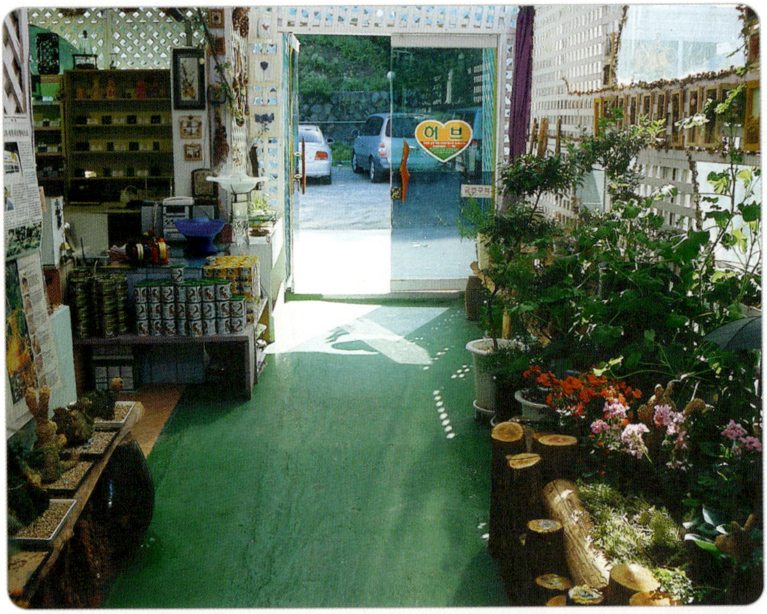
허 브

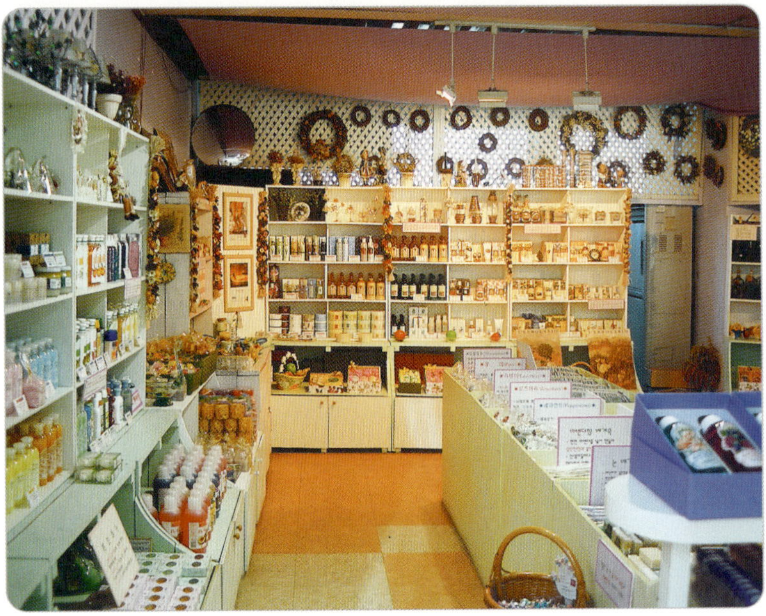

쟈스민(Common white Jasmine)

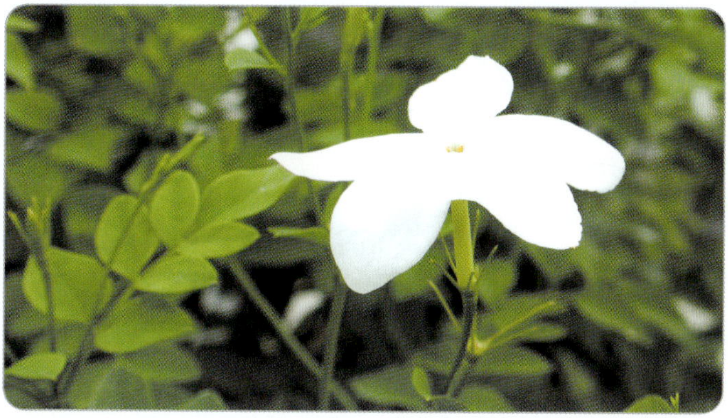

▷ 과명 : 쟈스민과
▷ 학명 : *Jasminium officinale*

▷ 원산지 : 인도, 아프가니스탄, 이란
▷ 특성 : 다년초로 덩굴성이며 5m 이상자란다.
▷ 번식법 : 씨뿌리기, 꺾꽂이
▷ 재배 : 해가 잘 들고 물 빠짐이 좋은 장소로 비옥한 토양을 좋아한다.

▷ 이용부위 : 꽃(드라이)
▷ 효능 : 진정작용, 무기력, 스트레스, 산후고통 완화, 모유촉진, 냉증
▷ 용도 : 관상용, 차, 포푸리, 향료

초유지허브식물원

(1) 대표자 : 김석남(011-602-0340)

(2) 주소 : 광주광역시 북구 용두동 1047-11

(3) 전화번호 : 062-571-1137, 571-3138

(4) 홈페이지 : http://www.choyuji.com

(5) 입장료 : 입장료는 없음.

(6) 규모 : 전체 900평

(7) 특성 : 허브용품 판매장도 있고 허브식물원이라고 하여 실내 정원도 있으나 주요 사업 아이템은 허브를 이용한 요리로 특히 돼지고기가 일품이다. 대부분의 방문자는 허브를 보러 오

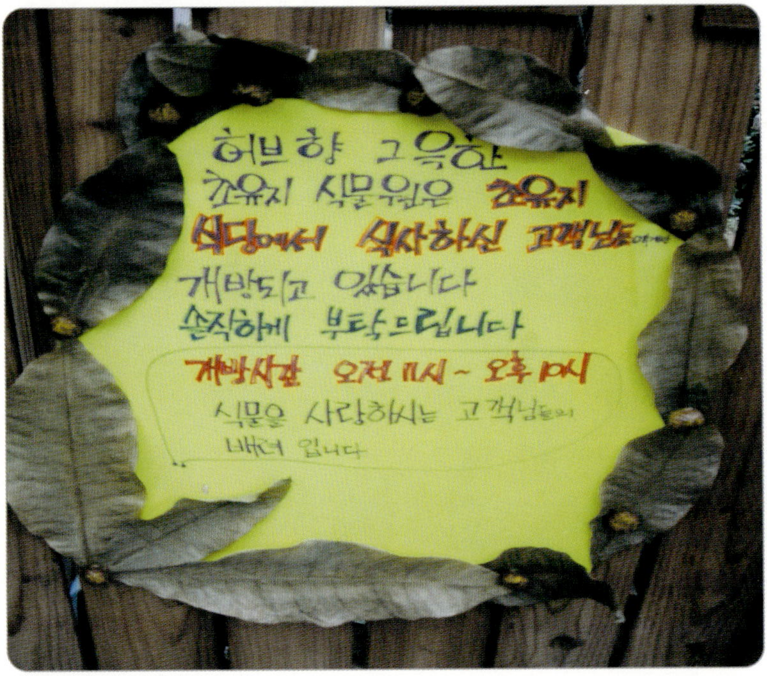
허브향 그윽한
초유지 식물원은 초유지
식당에서 식사하신 고객님들에게
개방되고 있습니다
손직하게 부탁드립니다
개방시간 오전 11시 ~ 오후 10시
식물을 사랑하시는 고객님들의
배려 입니다

기보다는 식사를 하러 오는 사람들이다. 하지만 식물원의 불모지인 광주에서는 꽃시장이 아닌 다음에는 허브조차 보기 어려운 지역이라서 일반 시민들이 이렇게 작은 규모의 허브가든에도 감동하고 허브를 즐긴다. 현재 곡성에 대규모의 허브식물을 조성계획 중에 있다.

(8) 찾아가는 길 :

〈승용차 이용시〉

서광주IC에서 나와서 박물관 지나서 패밀리랜드 가는 방향으로 가다가 있다.(서광주IC에서 약4 Km)

〈대중교통 이용시〉

시내버스 19번 버스를 타고 용두마을 입구 하차.

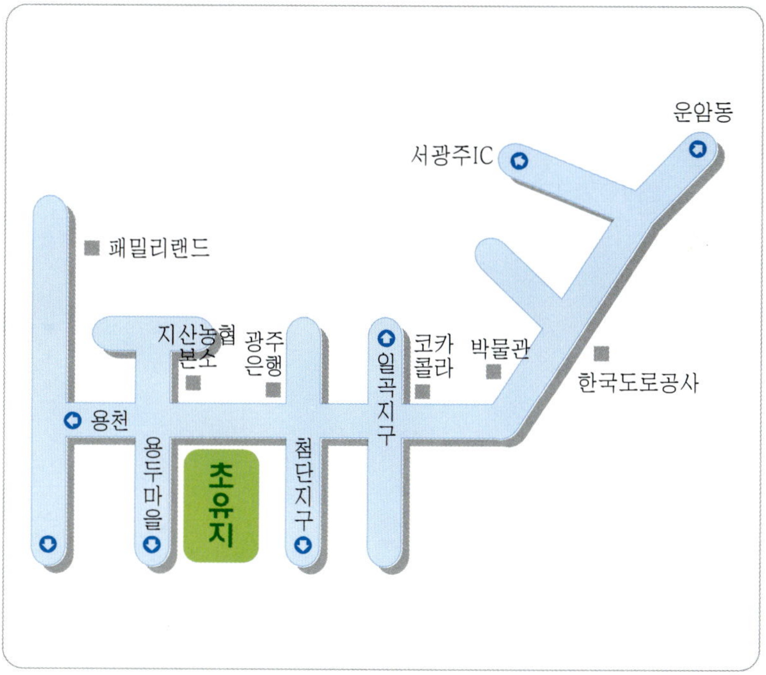

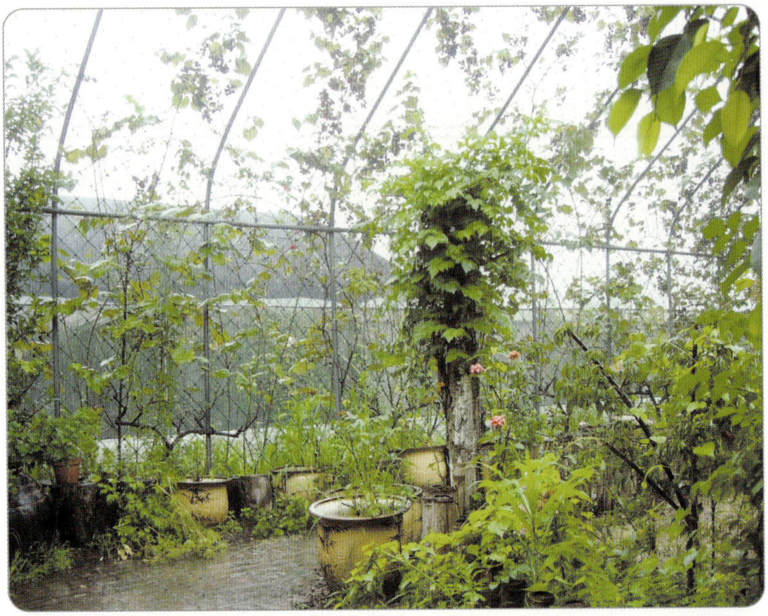

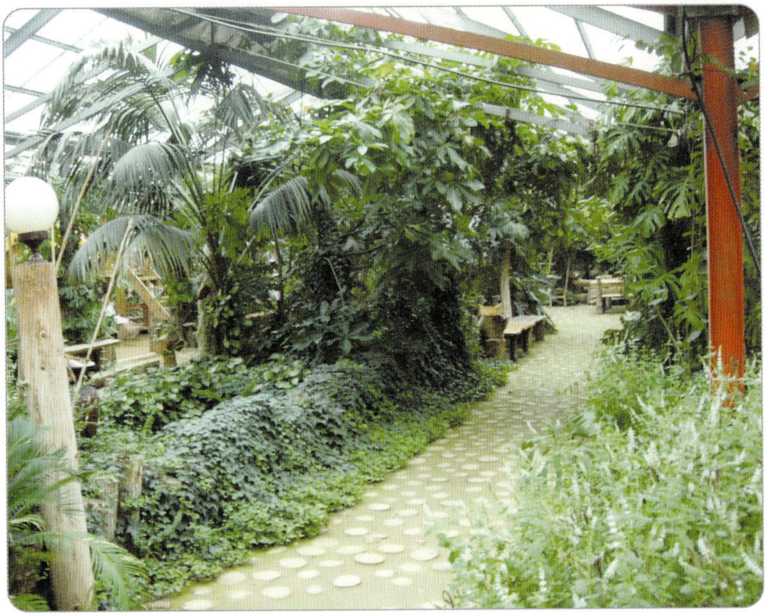

헬리오트로프(Heliotrope)

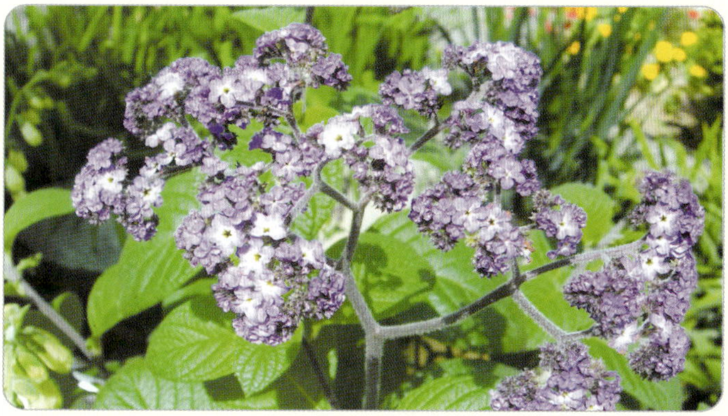

▷ 과명 : 지치과

▷ 학명 : *Heliotropiun arborescens*

▷ 원산지 : 남미, 페루, 에콰도르

▷ 특성 : 상록관목으로 60cm 정도 자라며 내한성이 약하다.

▷ 번식법 : 씨 뿌리기, 꺾꽂이

▷ 재배특성 : 햇볕과 바람을 좋아하며 과습에 약하다.

▷ 이용부위 : 잎, 꽃

▷ 효능 : 해열, 이뇨, 진해, 해독제

▷ 용도 : 관상용, 식용(요리, 차, 향신료), 향료, 포푸리

함평허브원

(1) 대표자 : 조대회(016-637-6687)

(2) 주소 : 전남 함평군 나산면 구산리 58-1

(3) 전화번호 : 061-323-6888

(4) 홈페이지 : 아직 없음

(5) 입장료 : 입장료는 없음.

(6) 규모 : 전체 5,000평

(7) 특성 : 폐교된 초등학교를 이용하여 하우스를 짓고 실내정원을 꾸몄고 강의실을 이용 허브 찜질방, 허브강의실 등을 운영중에 있다. 원래 조대회 대표는 광주시내에서 하우스를 이용하여 허브가든을 운영하여 오다가 좀더 넓은 곳을 찾아서 현

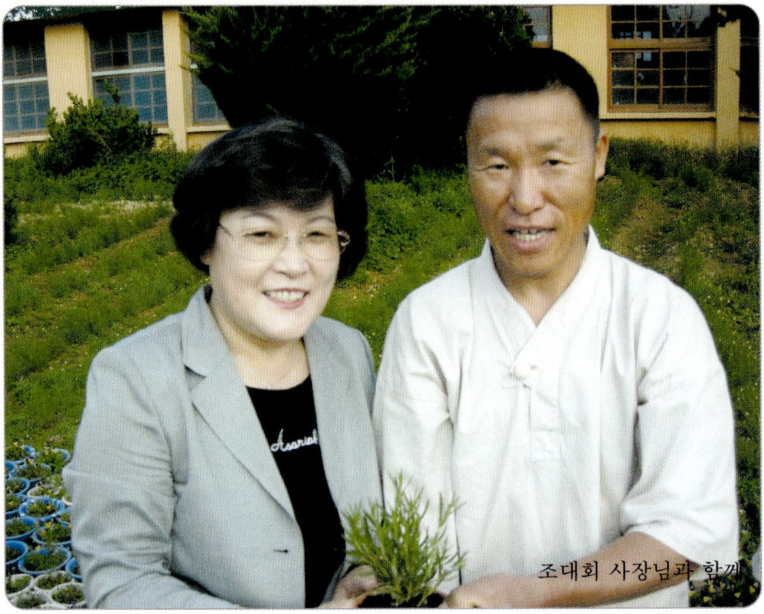

조대회 사장님과 함께

재의 이곳 함평의 폐교로 와서 함평허브학교라는 이름으로 운영하였다. 최근에 함평허브원이라는 이름으로 바꾸고 각종 체험프로그램등을 운영하고 있다. 직접 캐모마일등을 재배하여 몇가지 허브를 합해 허브차를 생산 · 판매하고 있다. 폐교를 이용하여 1층에 허브찻집과 허브찜질방을 방문한 모든이에게 만족감을 준다. 숙박이 가능하며 아침식사도 가정식백반으로 주인이 손님을 대접하는 마음으로 상을 차려 다시 한번 감동을 준다.

(8) 찾아가는 길 :

서해안고속도로를 이용할 경우에는 함평 IC에서 나가서 함평읍내방향으로 약 3Km를 가다가 장성 · 광주방향으로 약 2Km정도가면 길가에 초등학교로 사용하였던 함평허브원을 볼 수 있다.

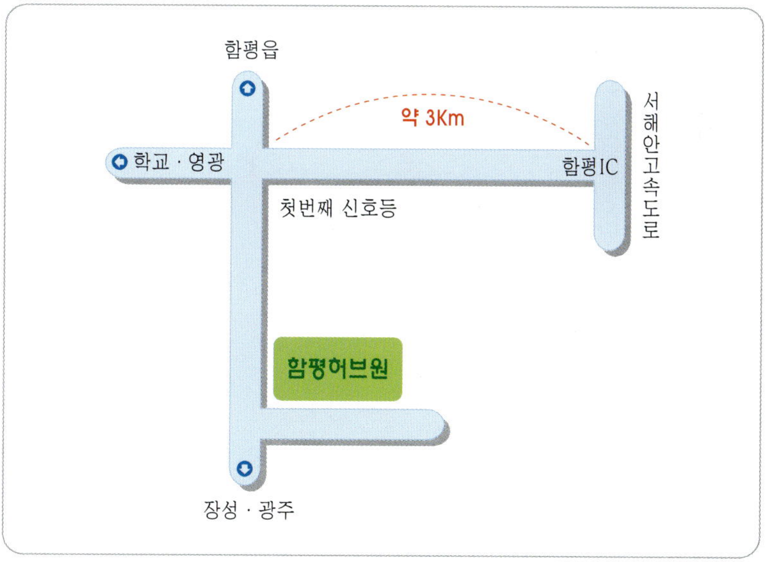

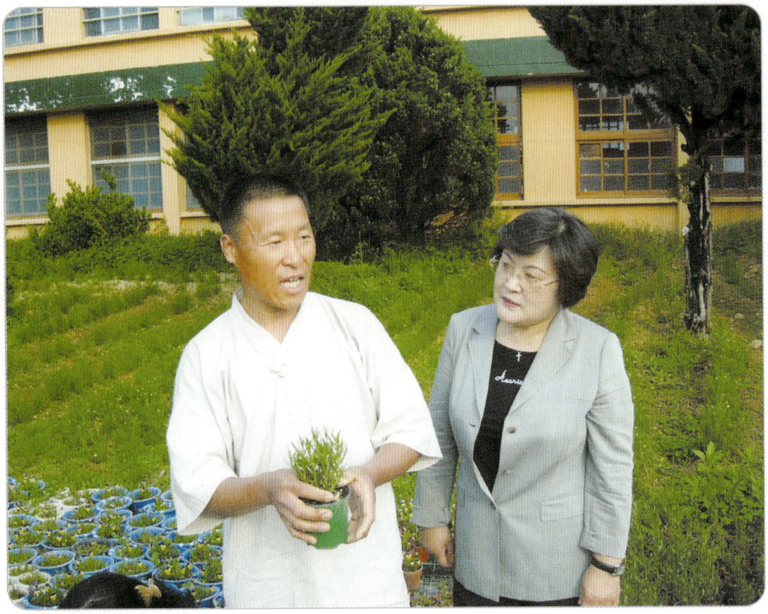

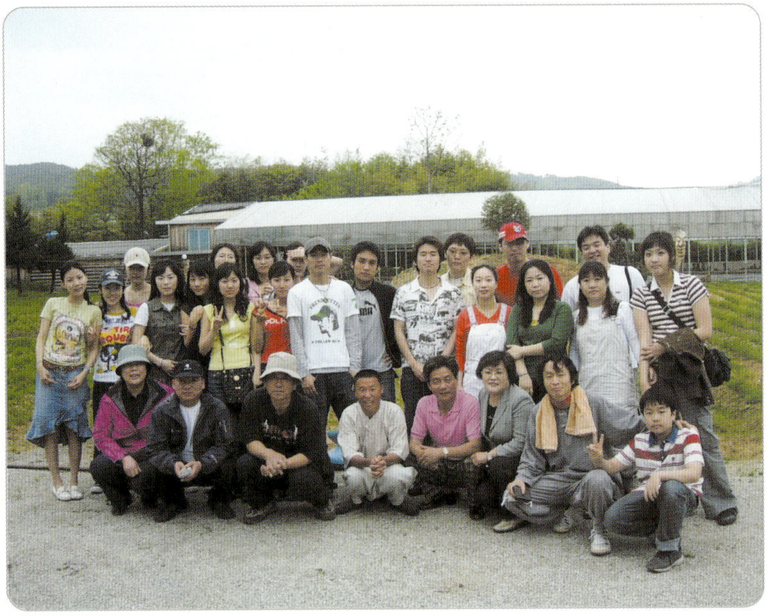

타라곤(Tarragon)

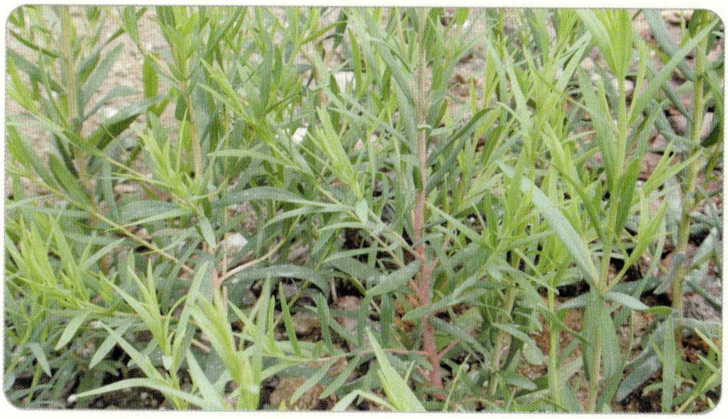

▷ 과명 : 국화과
▷ 학명 : *Artemisia dracunculus*

▷ 원산지 : 남부 유럽
▷ 특성 : 다년초로 보통 60~90cm까지 자라며 내한성이 있다.
▷ 번식법 : 씨 뿌리기, 꺾꽂이, 포기나누기
▷ 재배 : 해가 잘 들고 물 빠짐이 좋고 비옥한 토질을 좋아하며 씨가 크고 발아력이 좋다.

▷ 이용부위 : 씨, 꽃, 잎
▷ 효능 : 식욕증진, 소화촉진, 강장작용, 산화방지와 살균작용
▷ 용도 : 관상용, 식용(요리, 차), 오일, 포푸리

붉은못허브팜

(1) 대표자 : 김서중(011-693-5505)

(2) 주소 : 제주도 북제주군 한경면 조수리 4087

(3) 전화번호 : 064-773-0097

(4) 홈페이지 : http://www.redpond.co.kr

(5) 입장료 : 입장료는 없음.

(6) 규모 : 농장 전체 43,000평이며 600평 육묘 및 전시비닐하우스

(7) 특성 : 농장에 1,500여종의 허브와 희귀식물들을 재배하고 있는 국내최대규모의 허브농장 붉은못허브팜은 국내최초로 허브 엣센셜 오일을 추출해 내는데 성공해 이를 원료로 허브비누, 목욕소금 등을 개발해낸 곳이기도 하다. 허브 품종 전시하

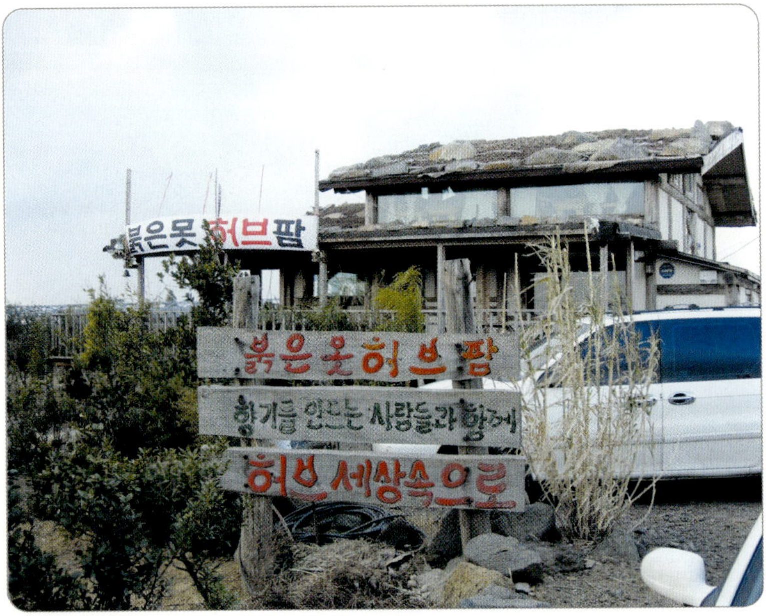

우스에 약 200품종의 허브가 있다. 이곳에서는 직접 농장에서 따온 허브를 이용해 허브차를 만드는 과정, 허브오일로 허브비누를 만드는 과정 등을 직접 볼 수 있으며, 허브재배법, 이용법등에 관한 모든 것을 농장을 찾는 사람들이 쉽게 알 수 있도록 강좌를 열어 '허브알리기' 에도 힘쓰고 있다. 그리고 판매도 함께 하고 있는데 피부미용에 탁월한 미용비누와 다양한 종류의 허브차, 방향제를 비롯한 갖가지 생활용품과 공예품 등을 갖추어 놓고 있다. 재배 및 제품개발에 많은 노력을 기울이고 있다.

여기서 형제간의 우애와 협력이 사업에 있어서 얼마나 큰힘이 되는가를 알 수 있다.

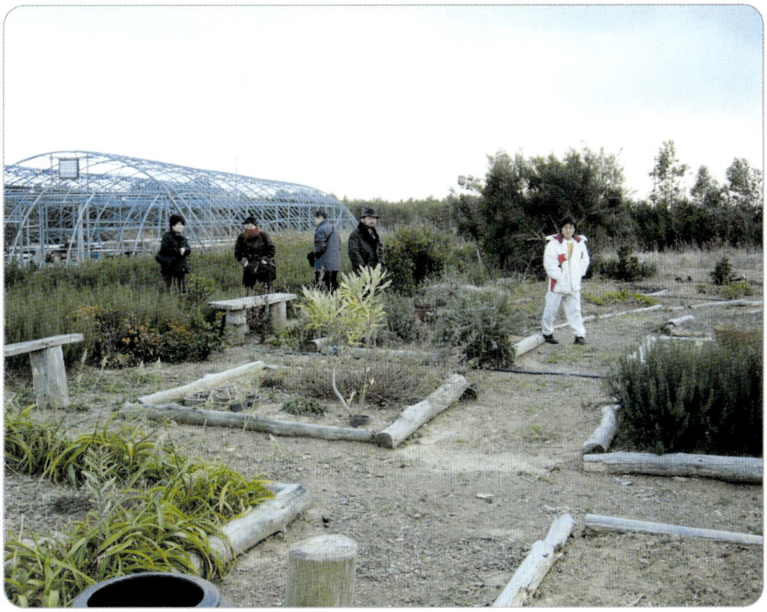

(8) 찾아가는 길 :

〈승용차 이용시〉

제주공항에서 신제주를 지나 일주도로를 따라 계속가면 북제주군 한림을 지나 한경면으로 오면 근처에 분재예술원이 있고 산양리 방면으로 가다가 길가에 보인다.

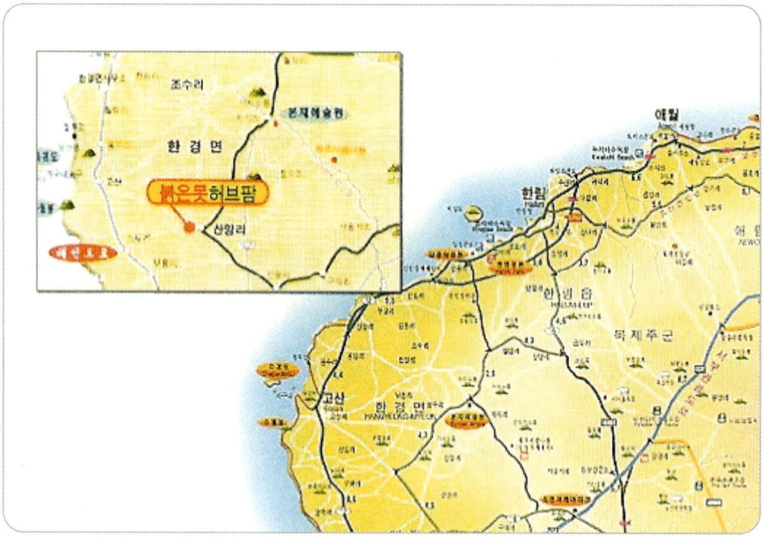

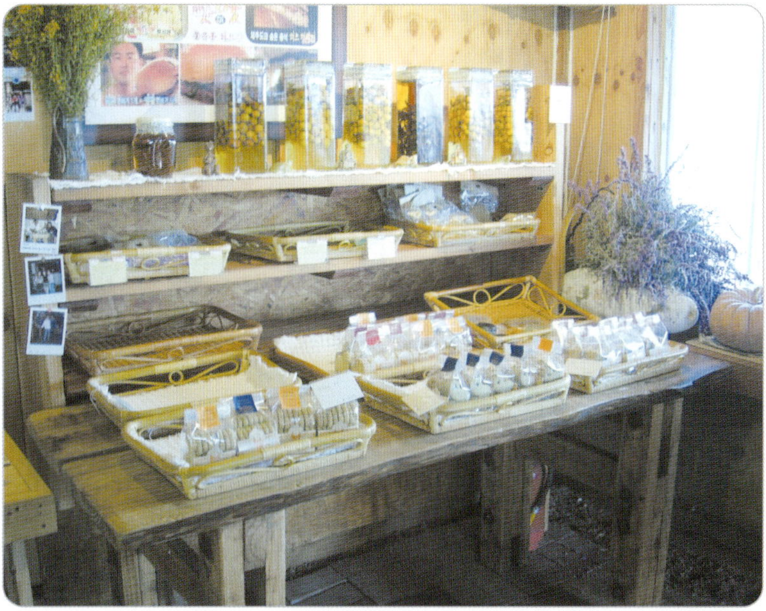

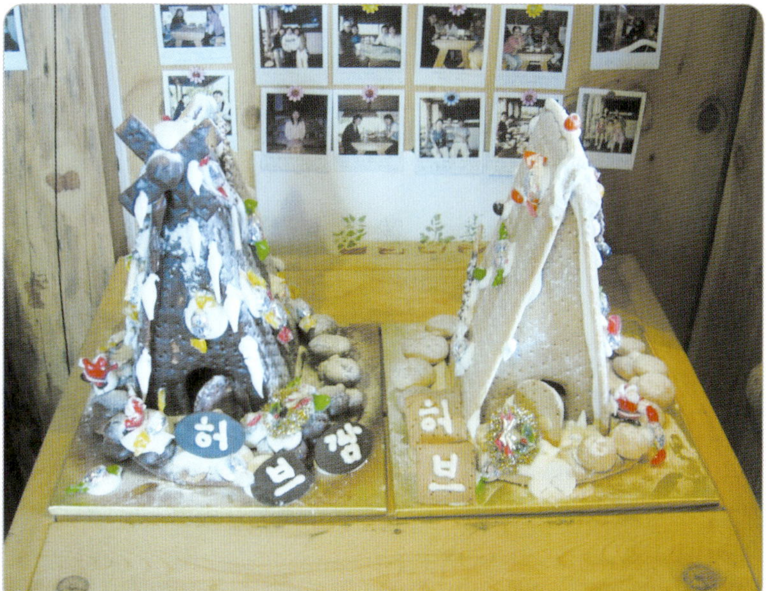
허
브
허
브

베이(Bay)

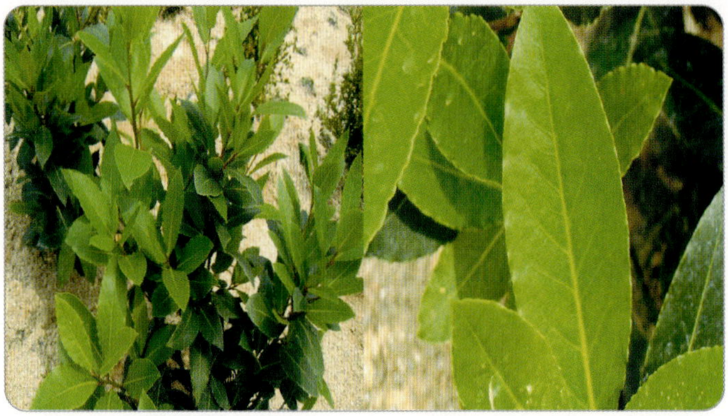

▷ 과명 : 녹나무과

▷ 학명 : *Laurus nobilis*

▷ 원산지 : 지중해연안, 남부유럽

▷ 특성 : 상록교목으로 3m 이상까지도 자라며 보통 월계수라고 부른다.

▷ 번식법 : 씨, 꺾꽂이

▷ 재배 : 내한성이 약하기 때문에 따뜻한 곳에서 길러야 한다

▷ 이용부위 : 잎, 열매

▷ 효능 : 소화촉진.

▷ 용도 : 관상용, 식용(요리, 차, 향신료), 향료, 포푸리, 미용, 목욕제

제주허브동산

(1) 대표자 : 조재권(011-241-7364)

(2) 주소 : 제주도 남제주군 표선면 2608

(3) 전화번호 : 064-787-7364

(4) 홈페이지 : http://www.herbdongsan.com

(5) 입장료 : 입장료는 4,000원

(6) 규모 : 농장 전체 16,000평

(7) 특성 : 우리나라에서 가장 따뜻한 지역인 제주도중에서도 남제주군에 위치하고 있어 연중 훈훈한 바람을 느낄수가 있다. 특히 조재권 대표는 도회지에서 사업을 하였으나 대화해 보면 포근하고 구수한 시골아저씨처럼 다정하고 농부이상으로

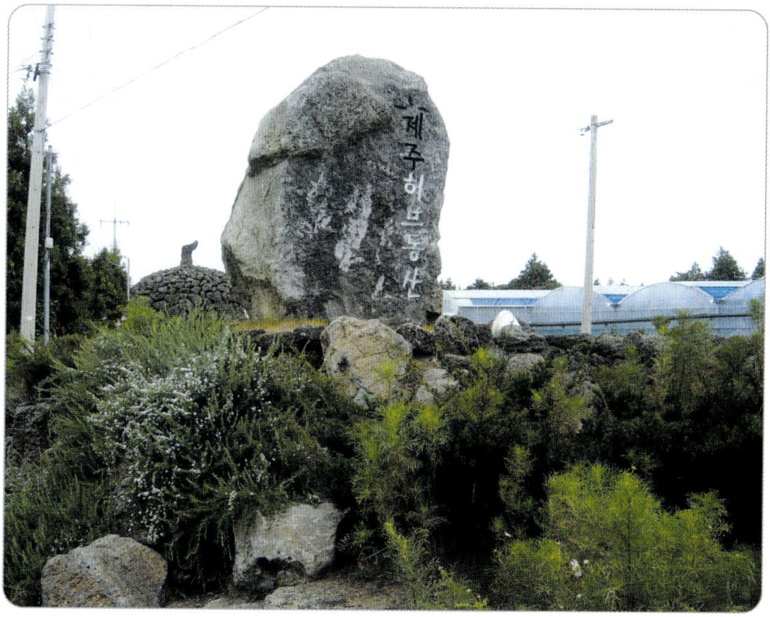

농원일에 열정적이다. 원예치료사를 직원으로 고용하여 방문객들에게 허브에 대한 특성과 효능에 대한 설명도 하고 있다. 약 150여종의 허브와 우리나라 자생식물로 조성되어 있는 정원과 장미정원, 암석원 등으로 조성되어 있으며 2,000여 평의 체험감귤농장도 운영 중이다.

허브동산의 주요 테마는 "쉴休", 봄날 오후 같은 편안하고 조용한 휴식을 뜻한다. 번잡한 일상과 긴장된 도시 생활의 피로를 털어 버리고, "몸과 마음에 쉼을 주자, 실컷 게으름을 피워도 하나 바쁠 것 없는, 느리게 사는 여유를 마음껏 누리자", 이것이 허브동산이 추구하는 것이라고 한다. 1층에서는 허브차와 간단한 식사가 가능하며 테라스까지도 이용하고 있다. 2층은 허브샵으로 다양한 허브용품을 판매하고 있어 방문객의

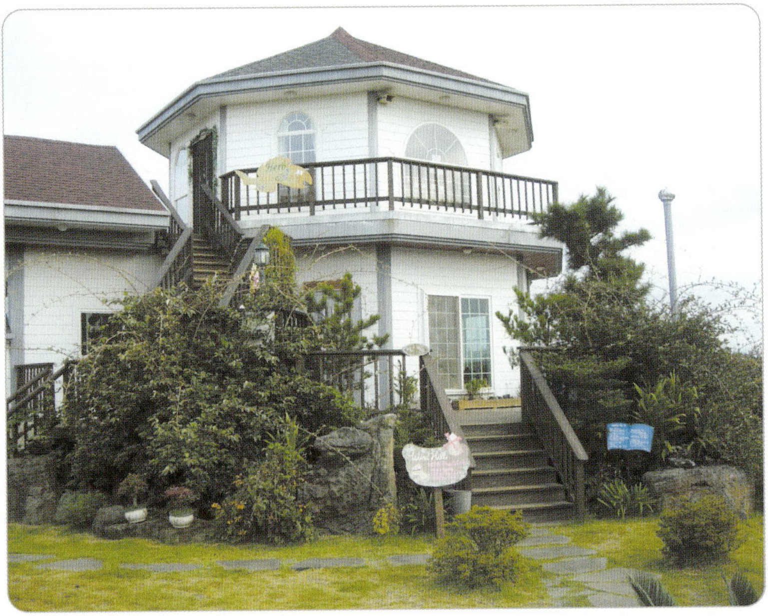

발길을 붙드는 곳이다.

이곳은 계절마다 진한 향기를 토해내는 허브로 이루어진 허브체험정원과 나날이 꽃이 피고 지는 초록으로 천국같은 분위기를 띠고 있다.

또한 허브동산의 매력을 만끽할 수 있도록 설계된 각 팬션들은 허브정원 사이에 자리를 잡고 쾌적하고 안락한 여행과 휴식이 될 수 있도록 최적의 환경을 구비했다. 각동 2층 침실 어디에서나 일출과 바다를 조망할 수 있고, 뒤로는 한라산이 한눈에 들어 온다. 깊은 밤 테라스에 앉아 쏟아지는 별빛 속에서 풀벌레 소리를 듣고, 진한 허브향을 맡으며 고기잡이배들의 휘황찬란한 등불이 보석처럼 점점이 박힌 밤바다를 보는 이국적 정취는 두고두고 추억의 한 페이지로 남게 될 것이다.

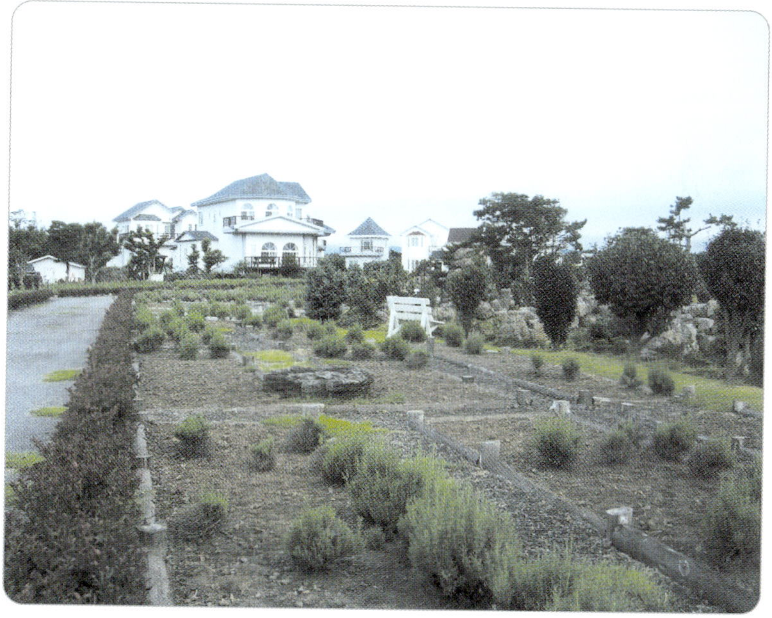

(8) 찾아가는 길 :

〈승용차 이용시〉

서귀포시내에서 12번 도로를 타고 표선방향으로 가다가 한지교차로에서 좌회전하여 계속 가다가 세화교차로를 지나 표선교차로 방향으로 가다가 중간에 관통교차로에서 좌회전하여 200여 미터를 가면 왼쪽에 자리잡고 있다.

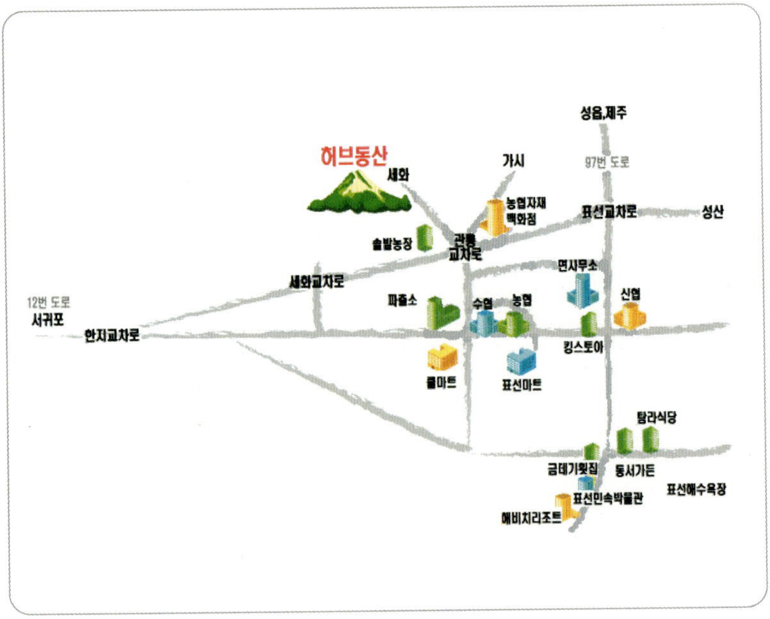

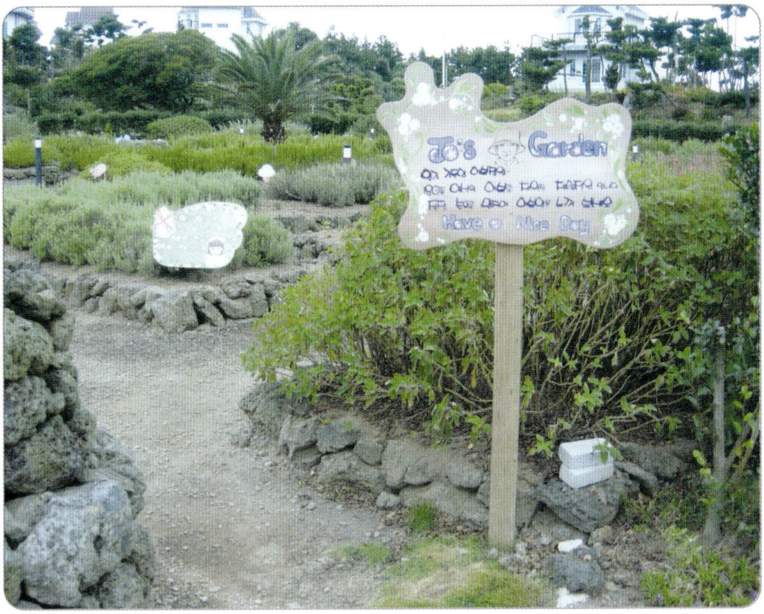
Jo's Garden
Have a Nice Day

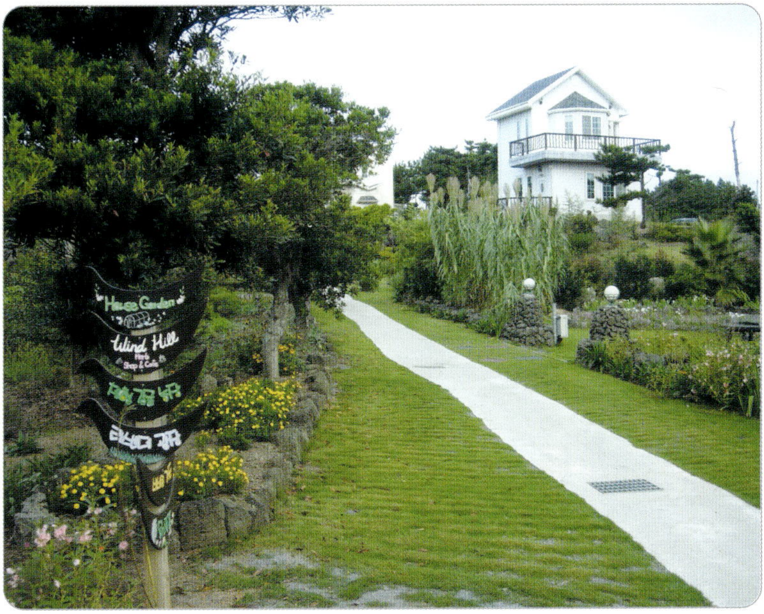
Herb Garden
Wind Hill
Herb Shop & Cafe

캣닙(Catnip)

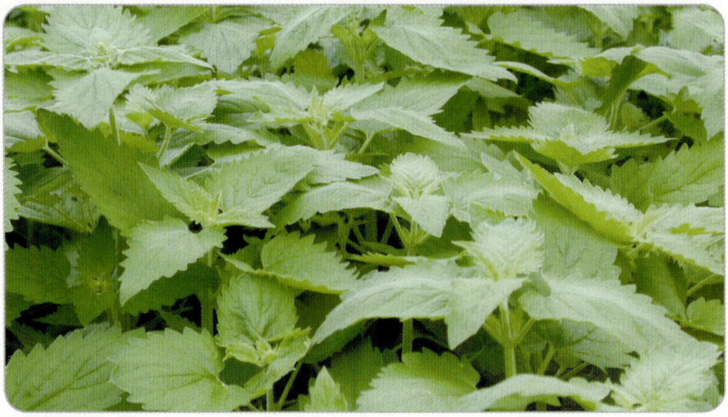

▷ 과명 : 꿀풀과
▷ 학명 : *Nepeta cataria*

▷ 원산지 : 유럽, 북미, 아시아
▷ 특성 : 다년초로 60cm 정도 자라며 내한성이 강하다.
▷ 번식법 : 씨 뿌리기, 꺾꽂이
▷ 재배특성 : 햇볕과 바람을 좋아하며 과습에 약하므로 배수가 잘되는 흙이면 된다.

▷ 이용부위 : 잎, 꽃 봉우리, 줄기
▷ 효능 : 최면, 발한, 해열, 신경 안정, 어린이 지사제, 우울증 해소
▷ 용도 : 관상용, 식용(술, 요리, 차, 향신료), 향료, 포푸리, 미용

2. 일본의 허브샵 & 허브가든

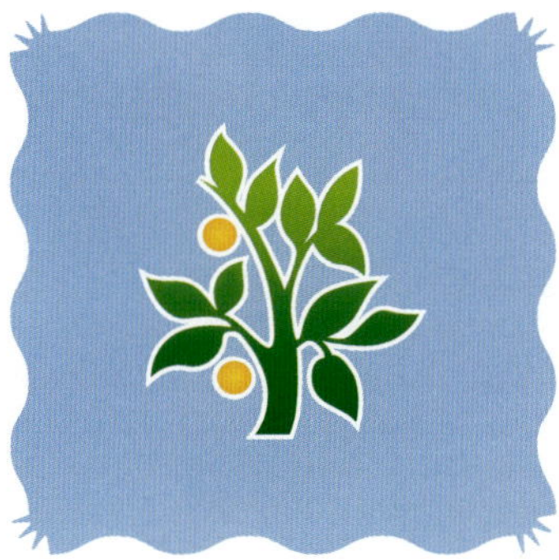

허브아일랜드

(1) 주소 : 치바(千葉)현 夷隅郡 大多喜町 小土呂255

(2) 전화번호 : 0470-82-2789

(3) 홈페이지 : http://www.herbisland.com

(4) 입장료 및 연간 입장객 : 입장료 800엔이며 연간 10만명 입장

(5) 규모 : 전체 5280평, 유리온실 825평

(6) 특성 : 1970년에 서양채소 엔다이브로 다카츠 세이치(1996년 89세로 사망)씨가 창립, 1988년 허브아일랜드로 변경

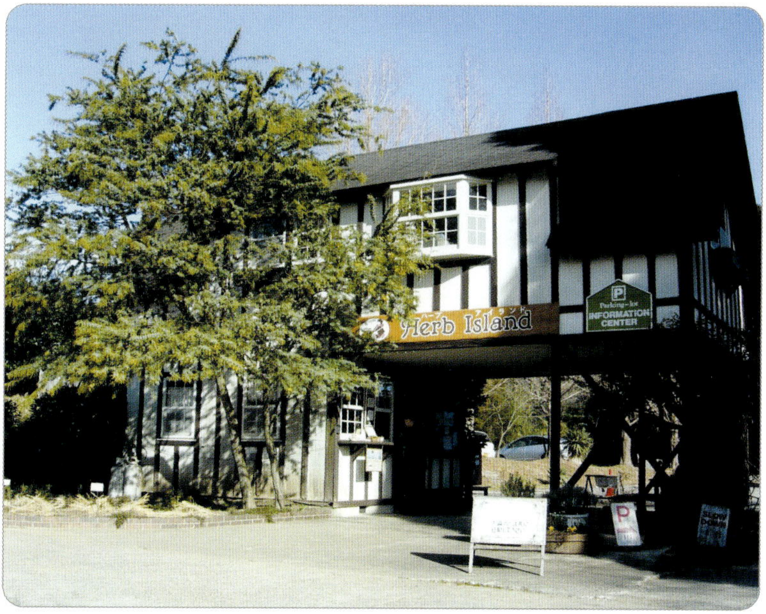

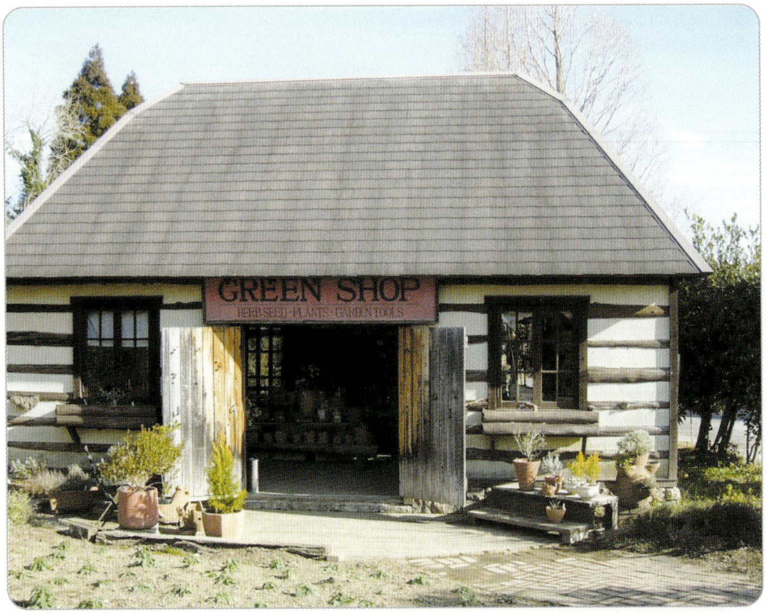
GREEN SHOP
HERB SEED · PLANTS · GARDEN TOOLS

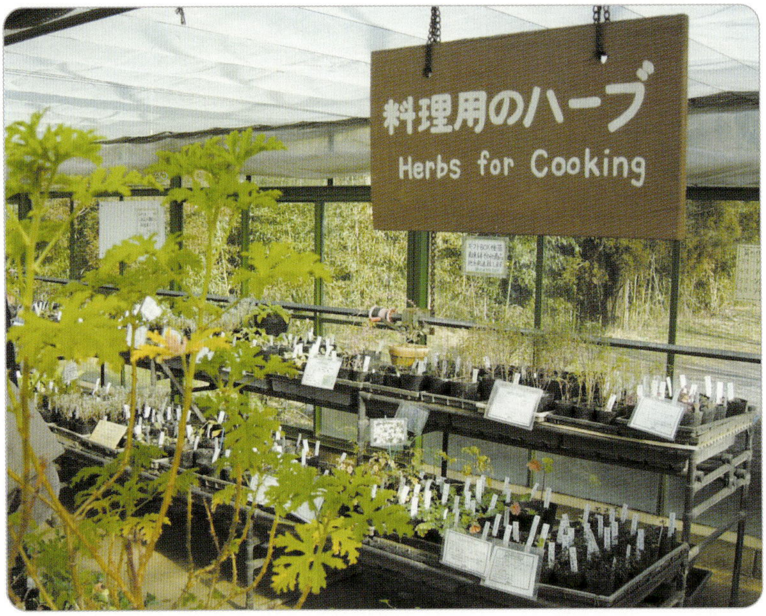
料理用のハーブ
Herbs for Cooking

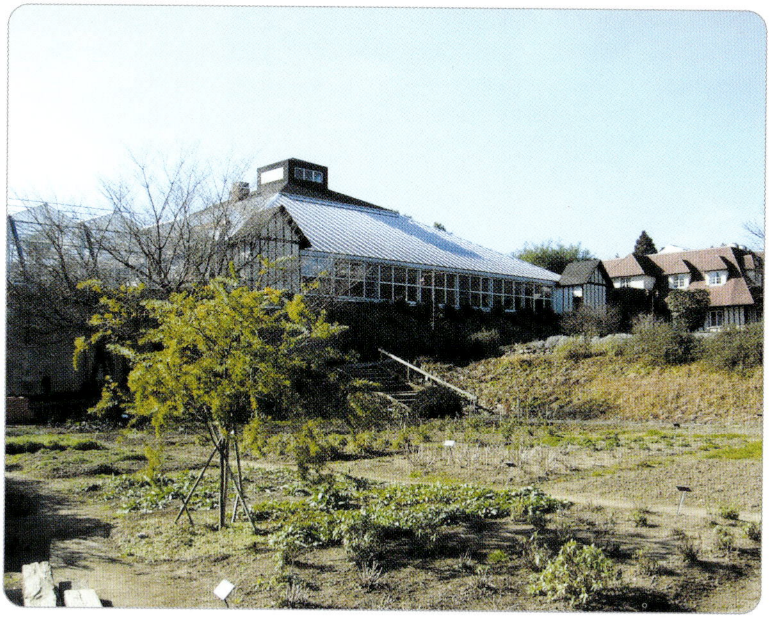

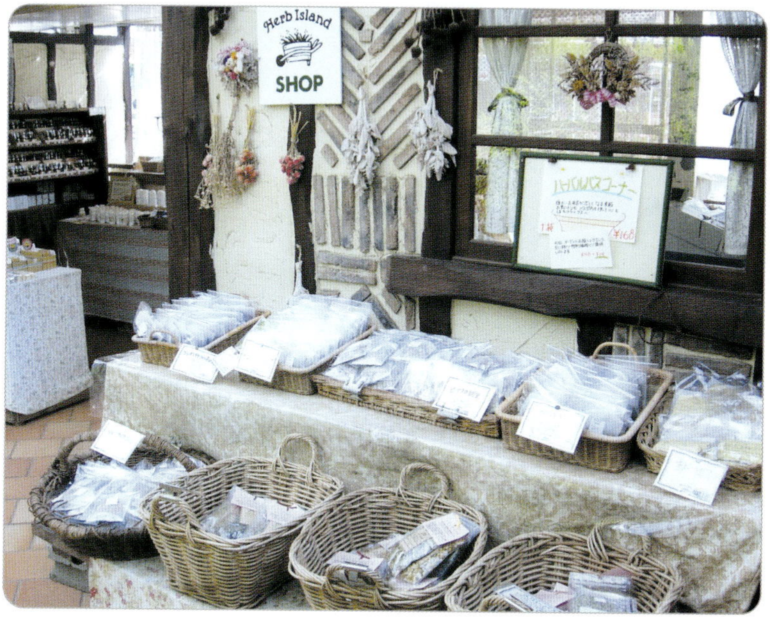
Herb Island
SHOP

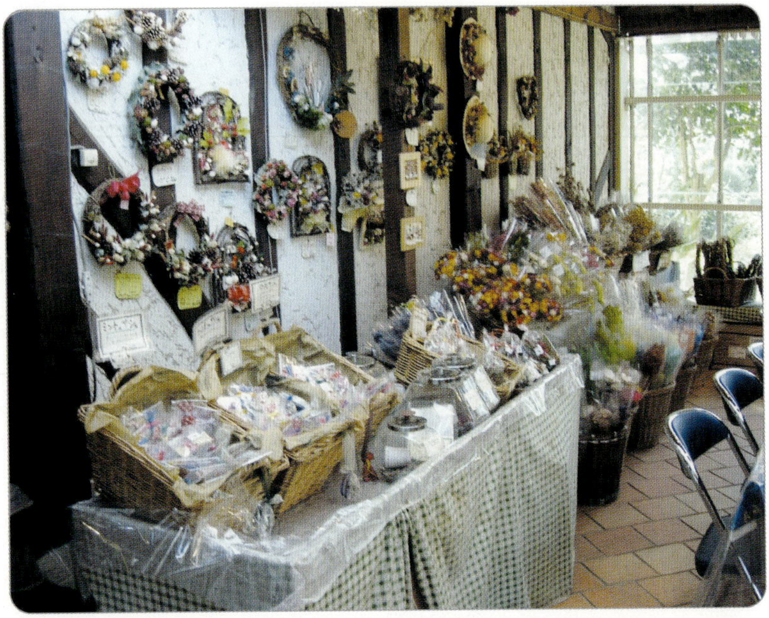

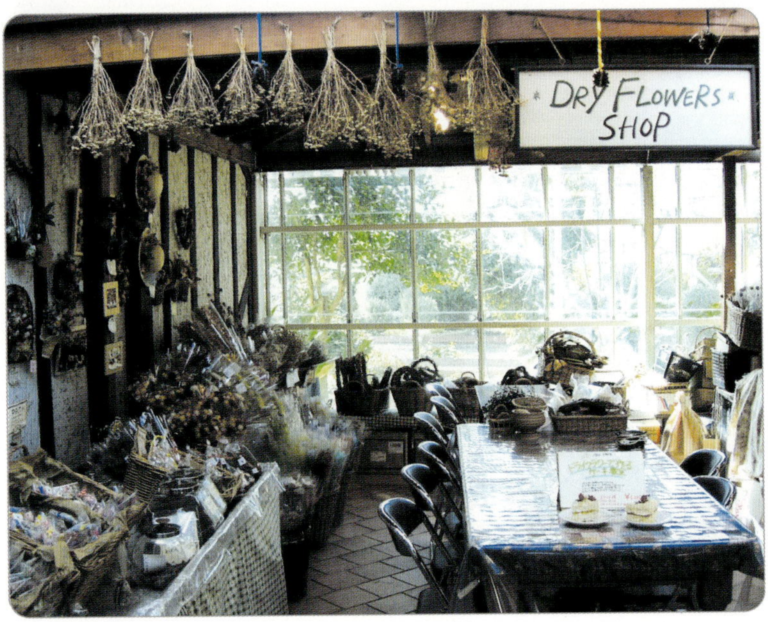
DRY FLOWERS
SHOP

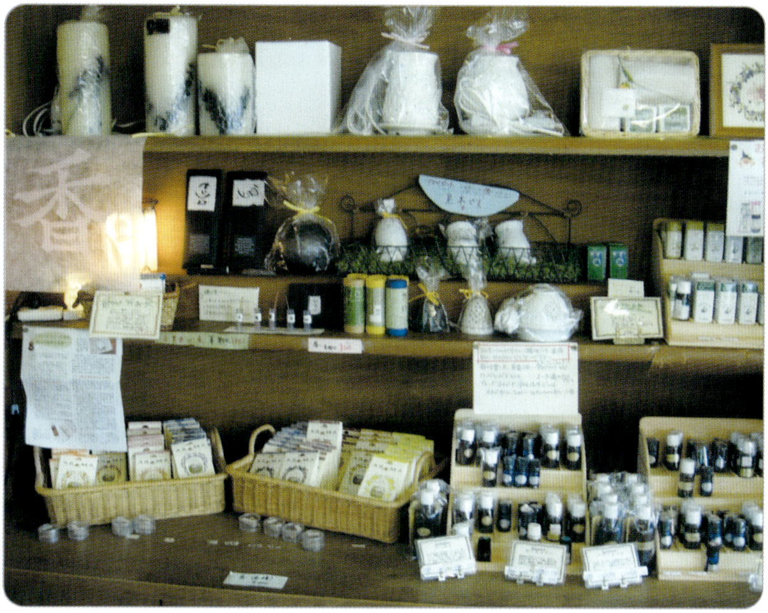
香

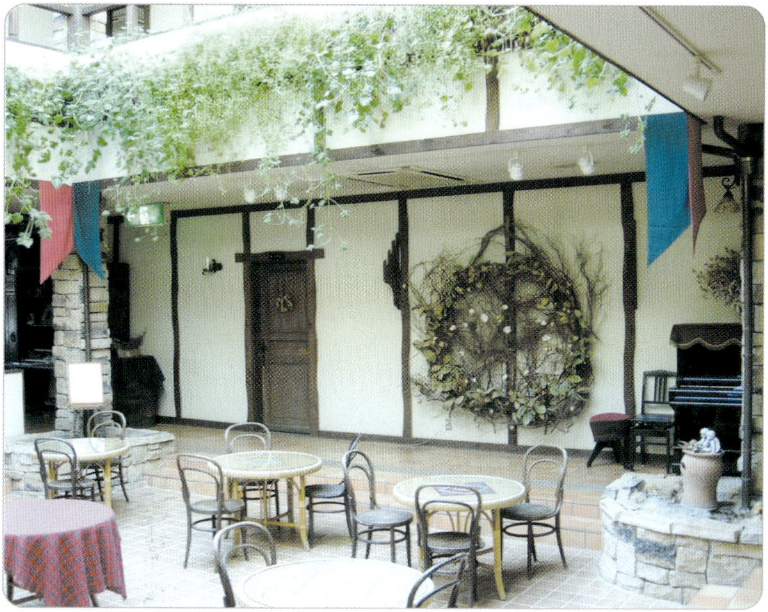

누노비키(布引)허브가든

(1) 주소 : 효고(兵庫)현 고베시(神戸市) 中央區 葺合町 字山郡

(2) 전화번호 : 078-271-1131

(3) 홈페이지 : http://www.kobe-park.or.jp/herb/

(4) 입장료 및 연간 입장객 : 200엔, 2004년도 37만명

(5) 규모 : 4만 8천평

(6) 특성 : 고베시립 허브공원으로서 가파른 경사를 가진 높은 언덕위에 위치하고 있어서 로프웨이(왕복 1,000엔)를 이용하여 올라가며 연중무휴이나 1월 하순에 로프웨이를 점검시에 휴원한다. 전체 200여종의 허브를 보유하고 있다.

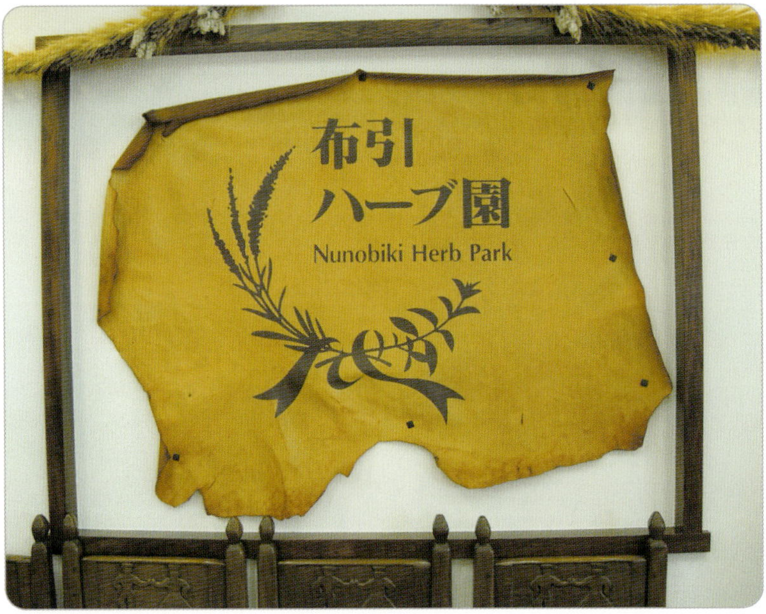

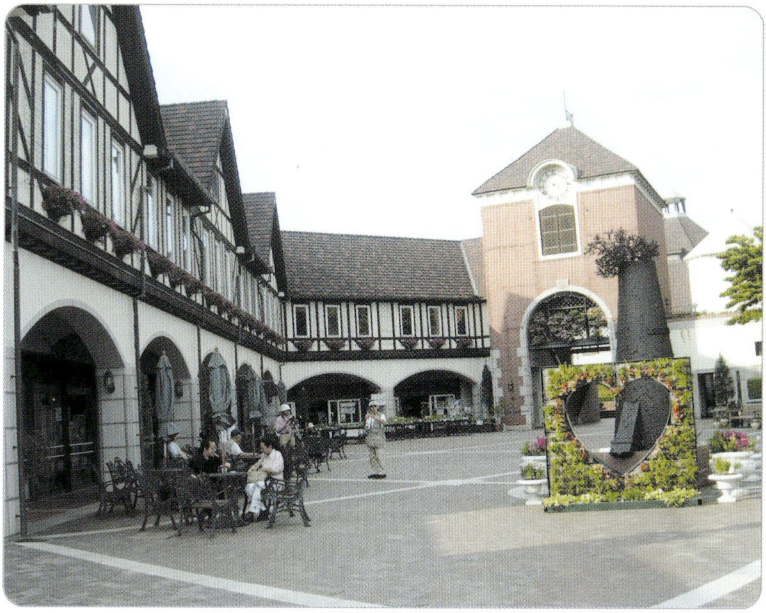

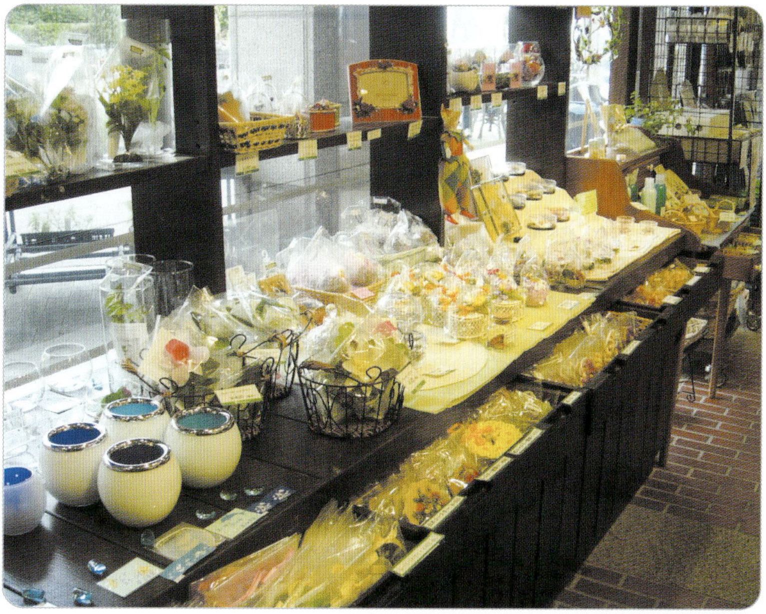

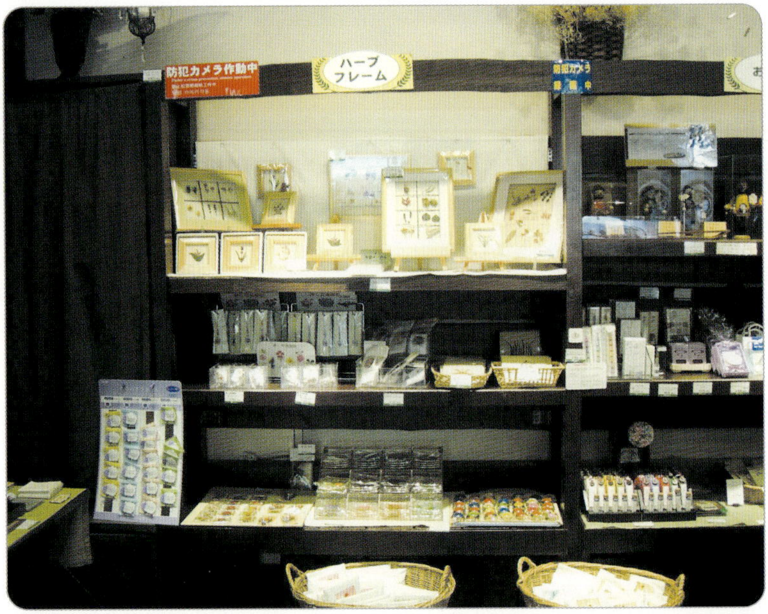
防犯カメラ作動中
ハーブ
フレーム

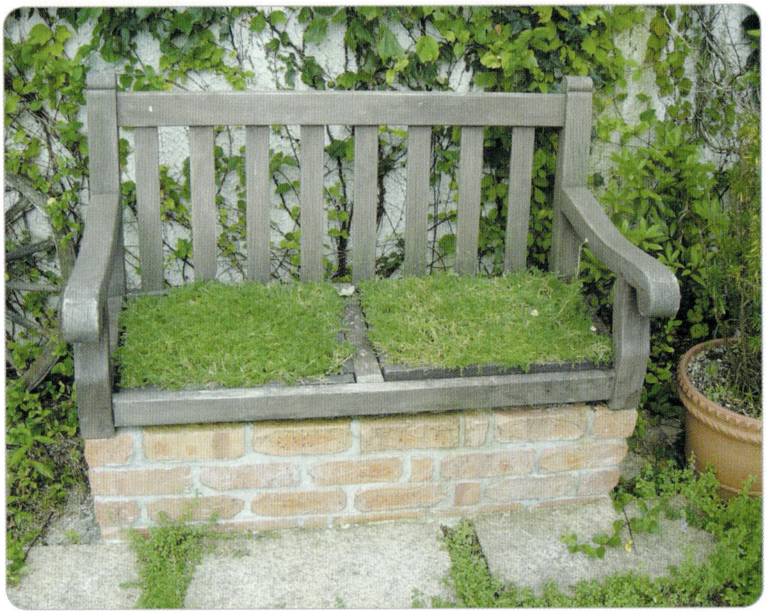

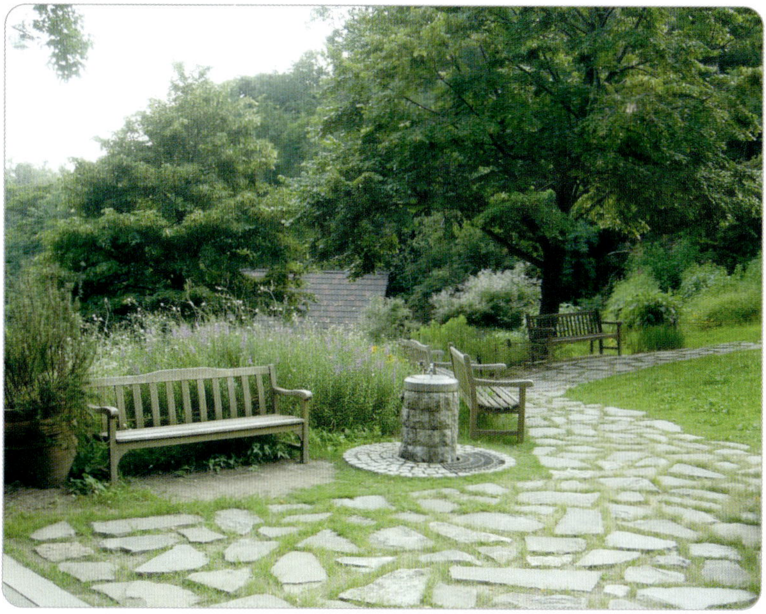

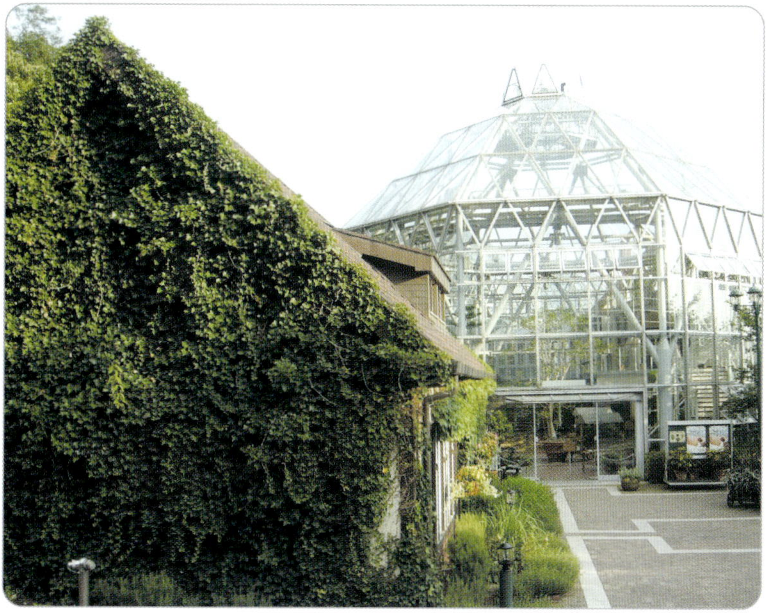

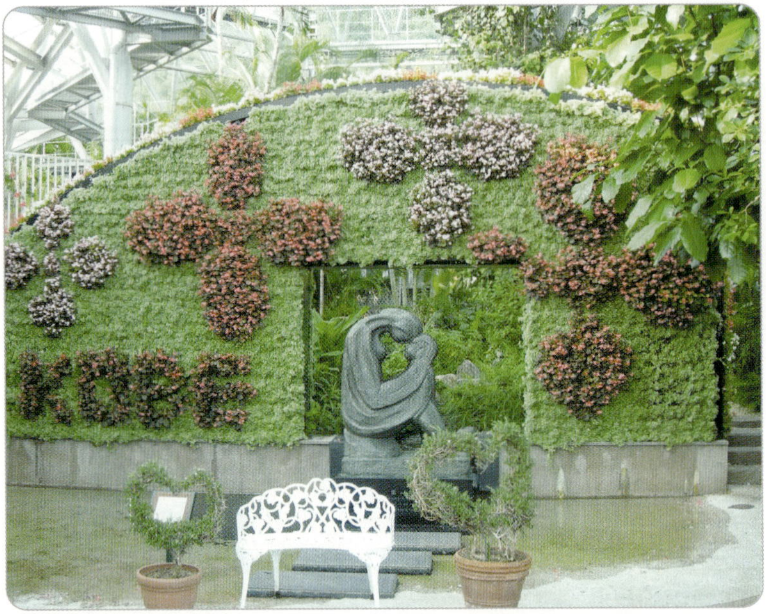
KOBE

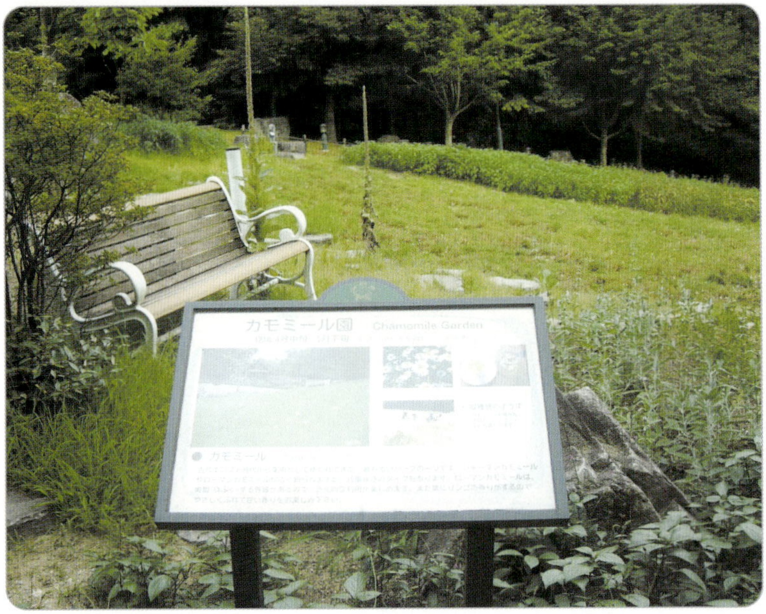
カモミール園 Chamomile Garden
カモミール

허브월드

(1) 주소 : 오이타(大分)현 유후인(湯布院, Yufuin)

(2) 전화번호 : 0977-85-4656

(3) 홈페이지 : http://www10.ocn.ne.jp/~hbworld/

(4) 입장료 및 연간 입장객 : 600엔, 연간 30만명

(5) 규모 : 면적 1만평

(6) 특성 : 근무자 12인, 식물 200종 보유, 숙박비 아침 포함하여 8천엔, 휴일 만엔,

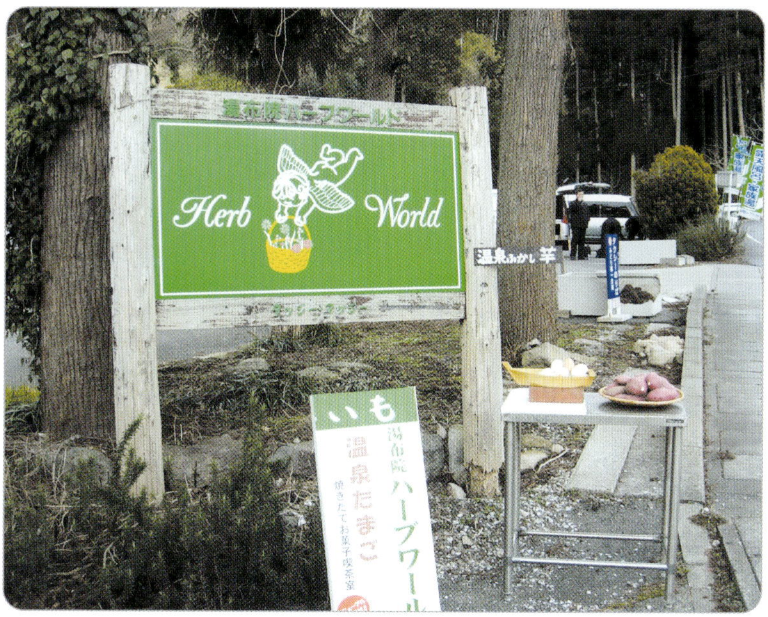

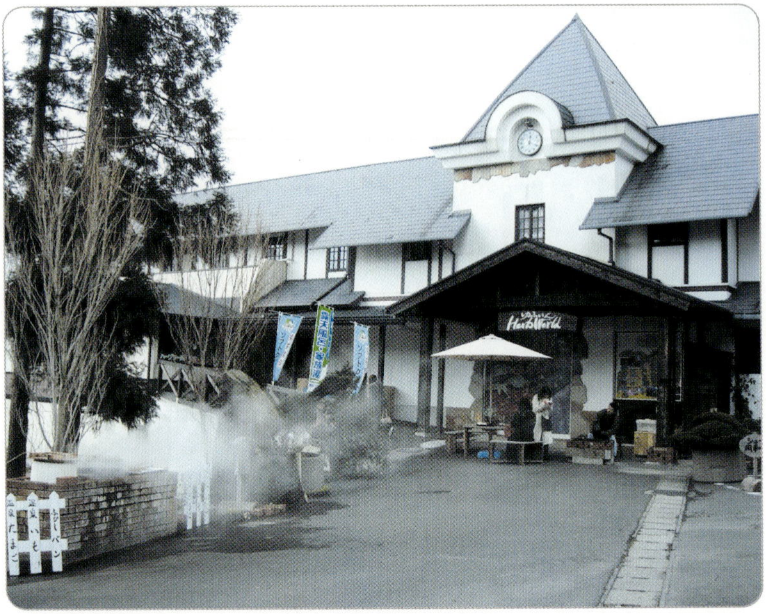
Herb World

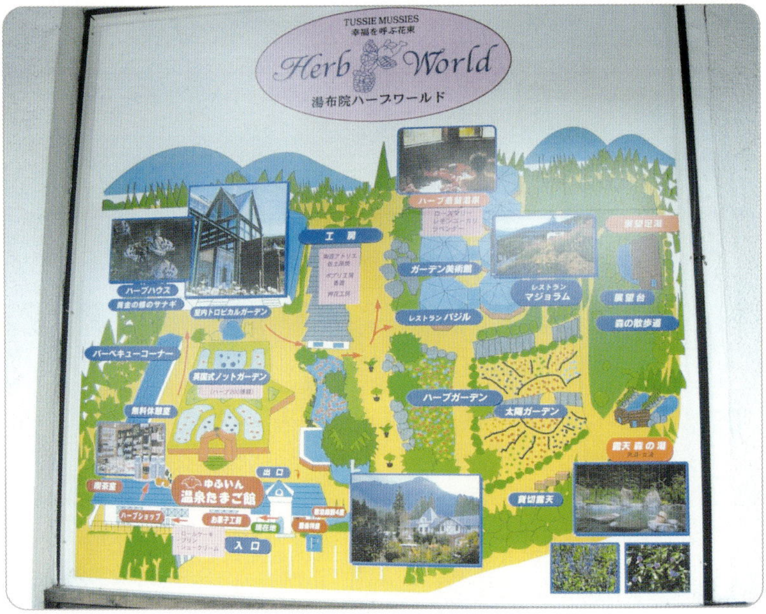
TUSSIE MUSSIES
幸福を呼ぶ花束
Herb World
湯布院ハーブワールド
ハーブハウス
工房
ガーデン美術館
レストラン マジョラム
レストラン バジル
展望台
森の散歩道
バーベキューコーナー
英国式ノットガーデン
ハーブガーデン
太陽ガーデン
無料休憩室
ゆふいん 温泉たまご館
出口
入口
ハーブショップ
露天 森の湯
貸切露天

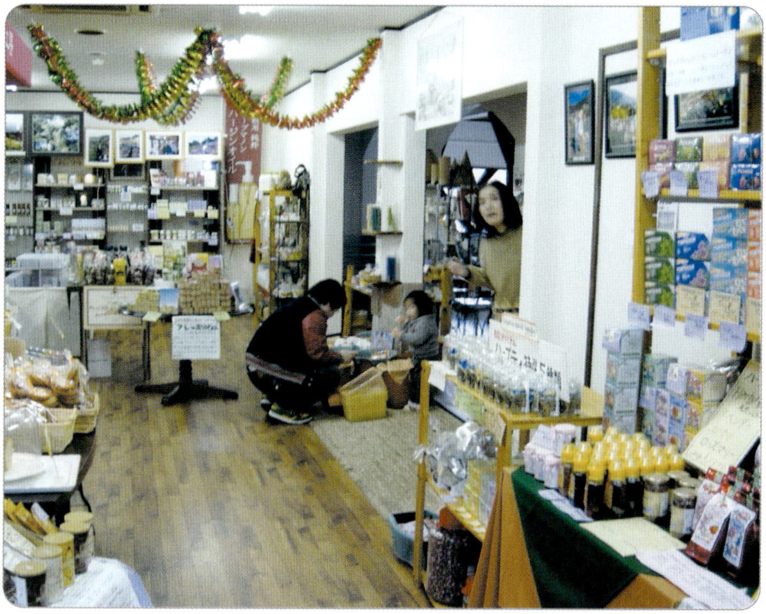

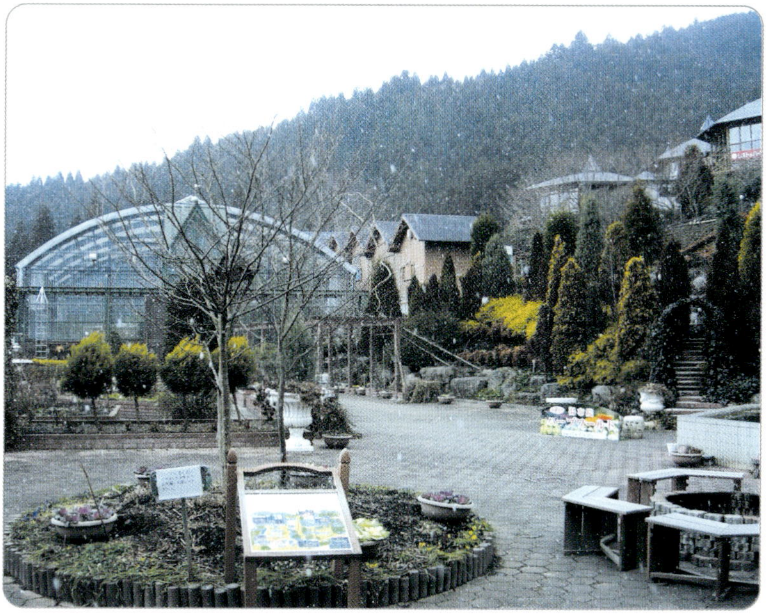

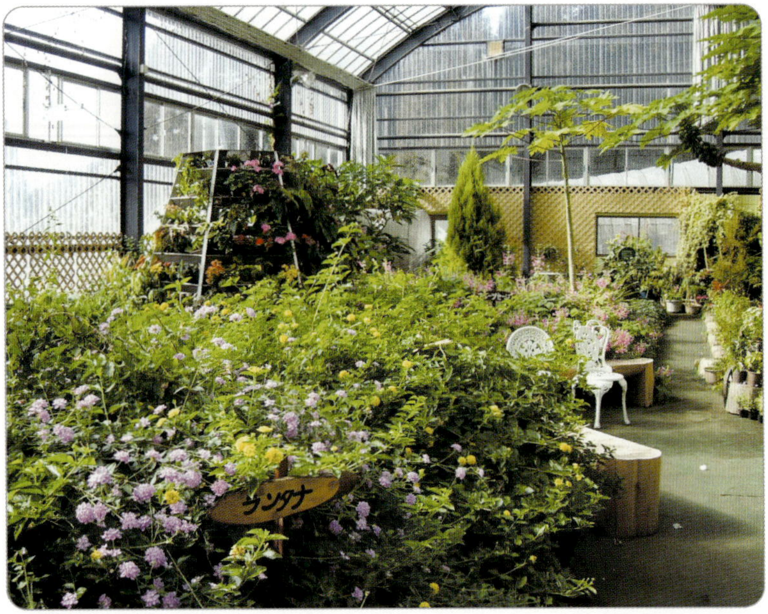
ランタナ

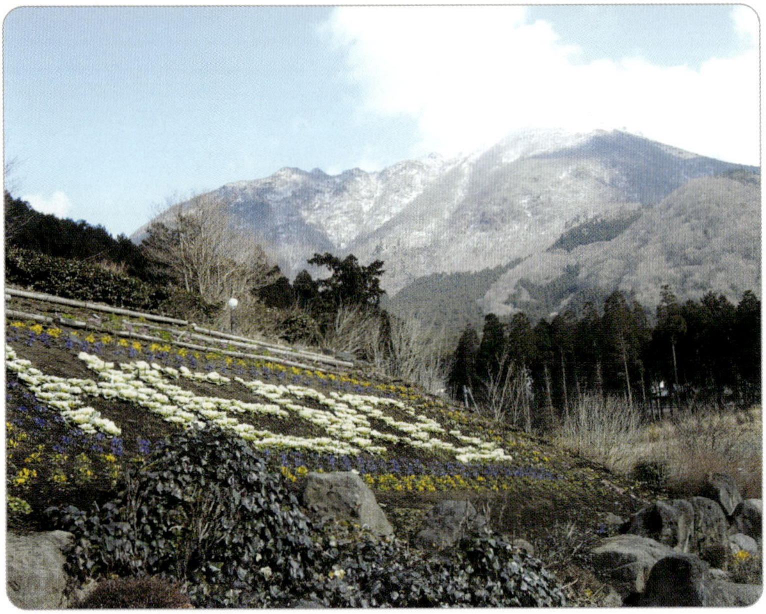

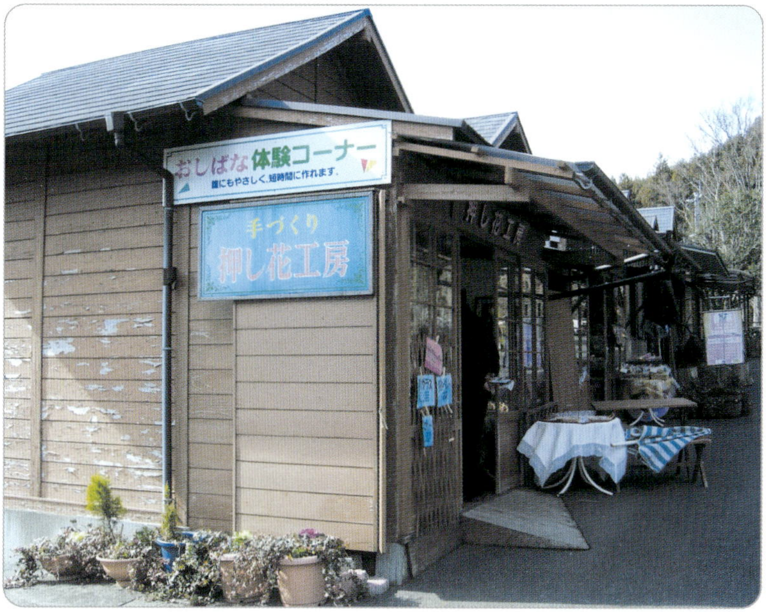
おしばな体験コーナー
誰にもやさしく、短時間に作れます。
手づくり
押し花工房

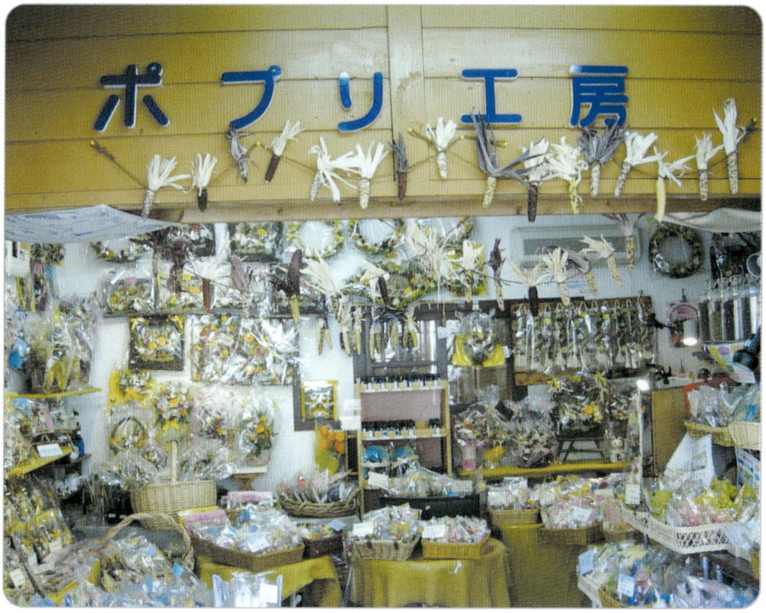
ポプリ工房

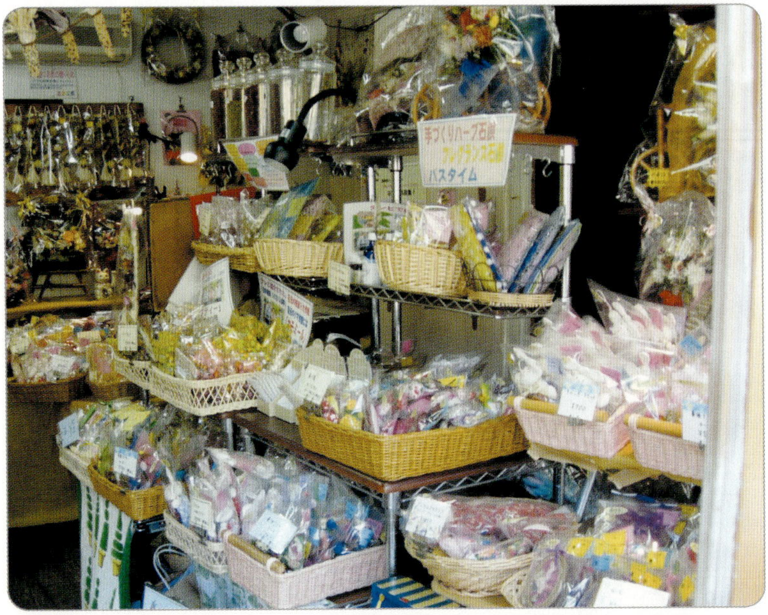
手づくりハーブ石鹸
バスタイム

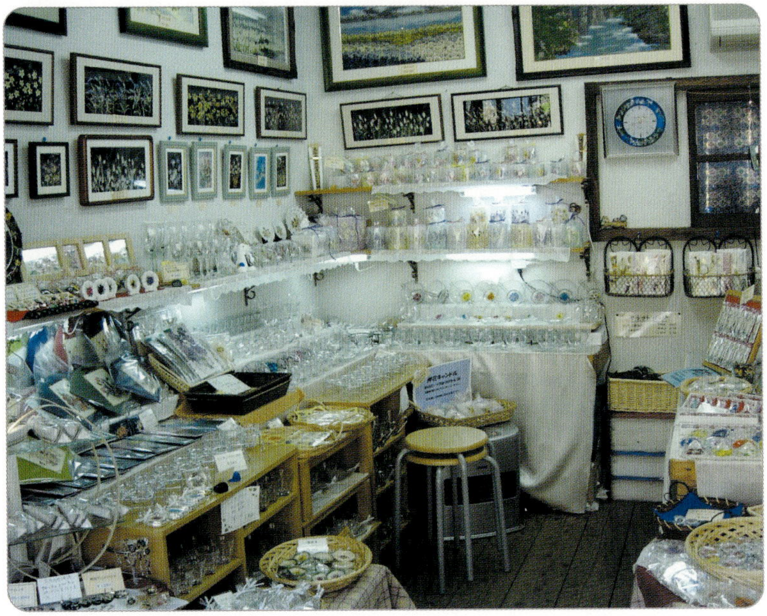

팜도미타

(1) 주소 : 홋카이도(北海道) 空知郡 나카후라노(中富良野)町 北星

(2) 전화번호 : 0167-39-3939

(3) 홈페이지 : http://www.farm-tomita.co.jp

(4) 입장료 및 연간 입장객 : 입장료는 없고 연간 120만명(여름 100만명, 7월에 70만명)

(5) 규모 : 재배포까지는 12만평이며 관람하는 곳은 4만5천평

(6) 특성 : 1958년부터 시작하여 일본 최고의 허브가든으로 평가받고 있으며 연중으로 100여가지 꽃이 있으나 7월의 라벤더와 꽃양귀비가 가장 인상적.

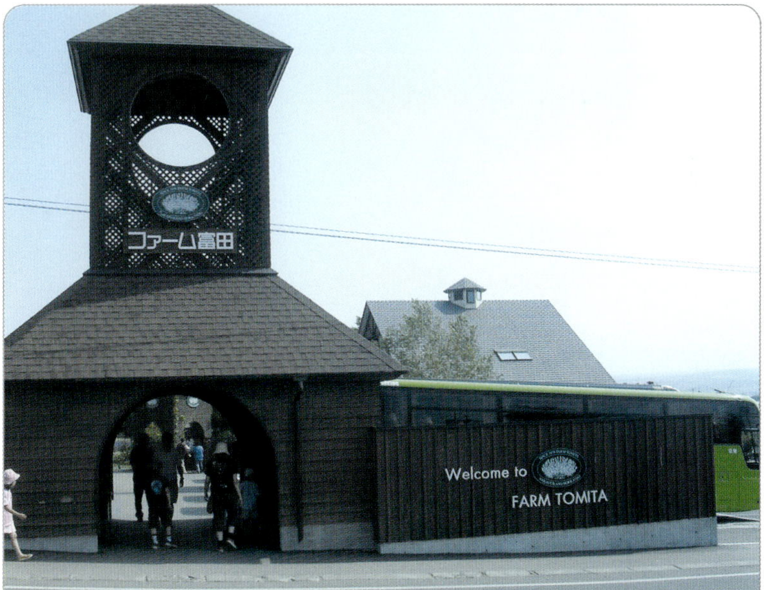

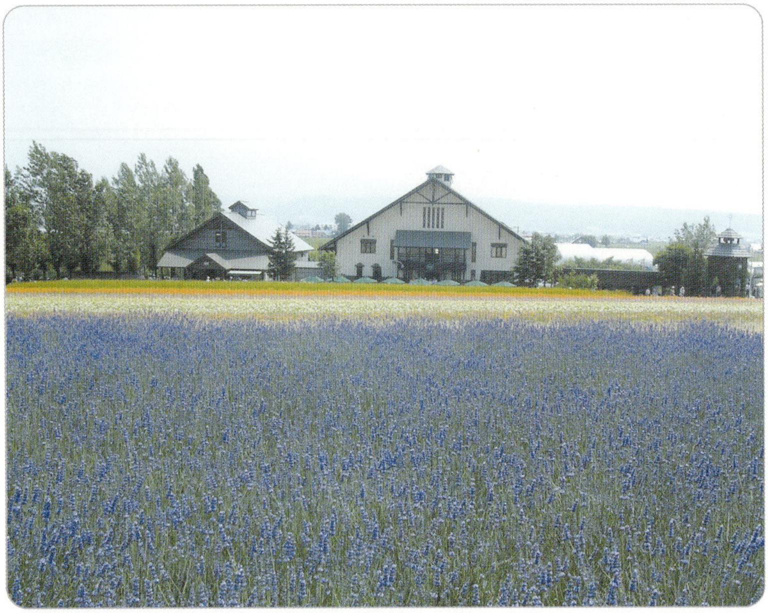

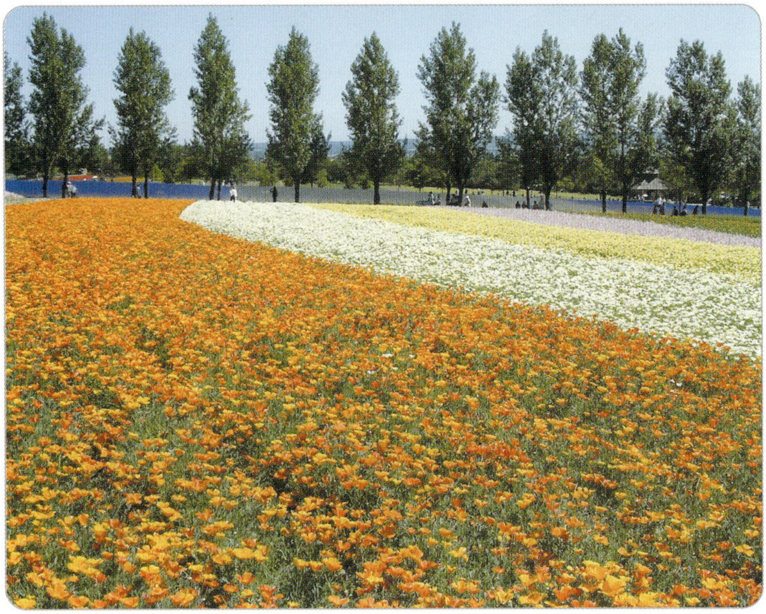

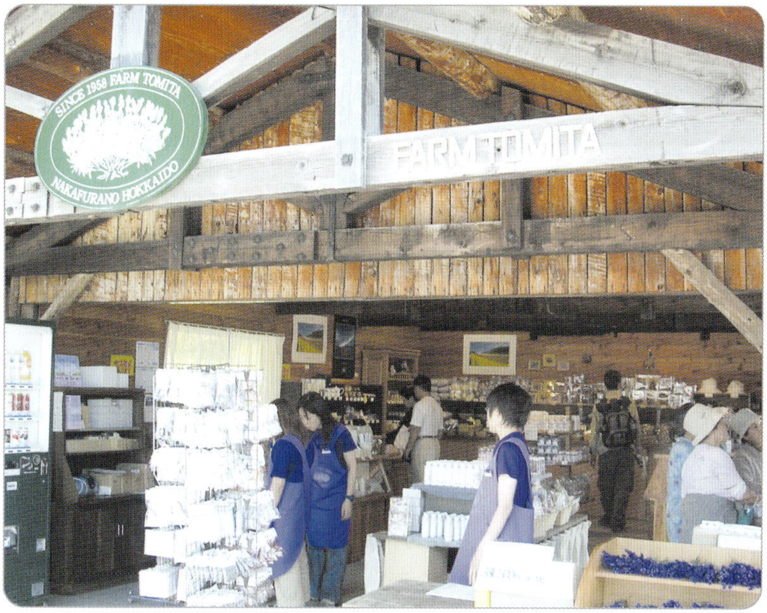
SINCE 1958 FARM TOMITA
NAKAFURANO HOKKAIDO
FARM TOMITA

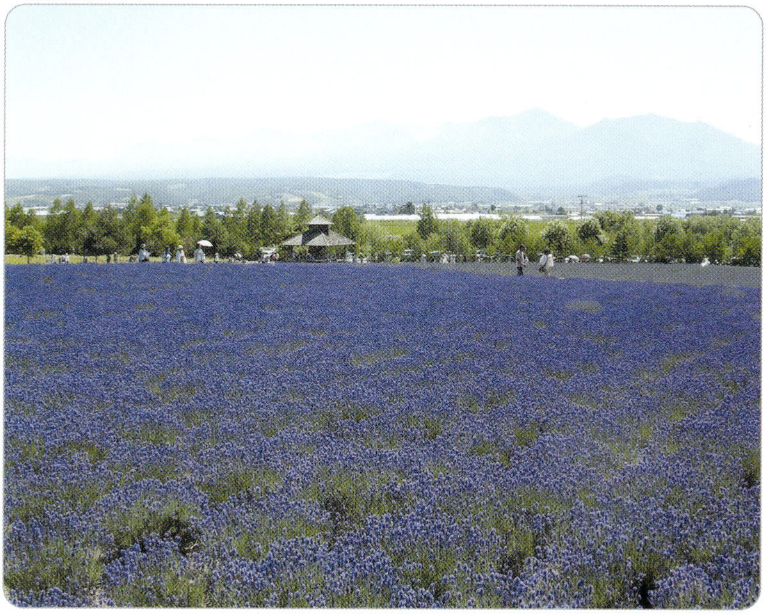

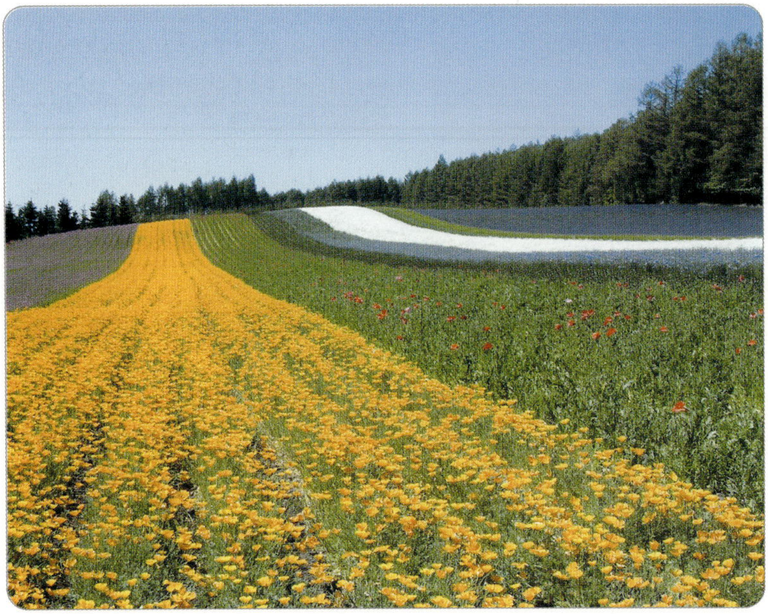

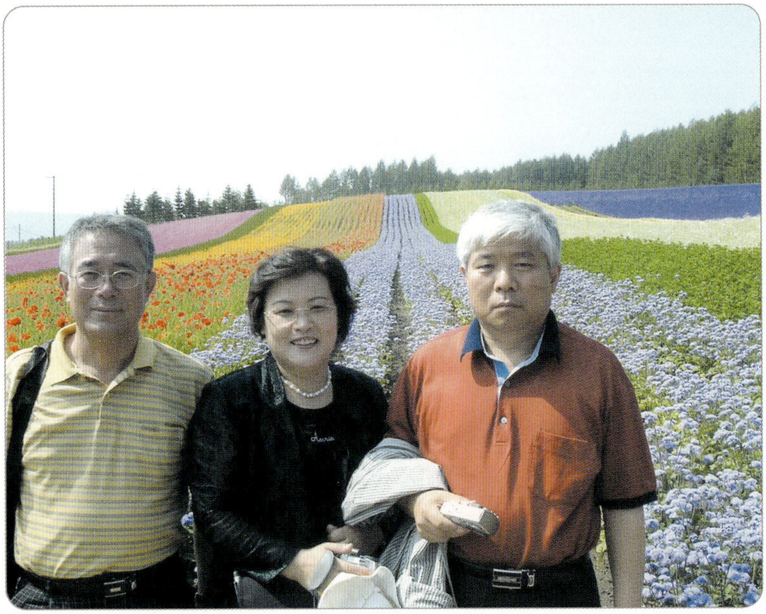

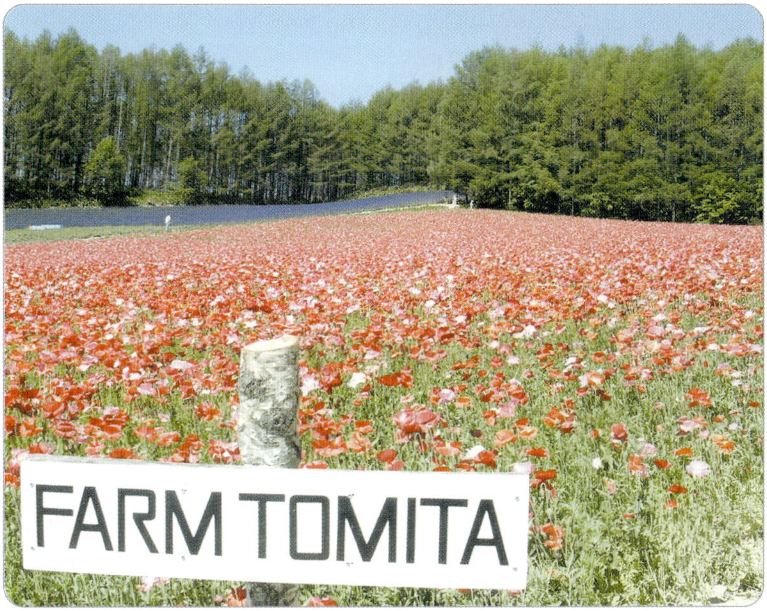
FARM TOMITA

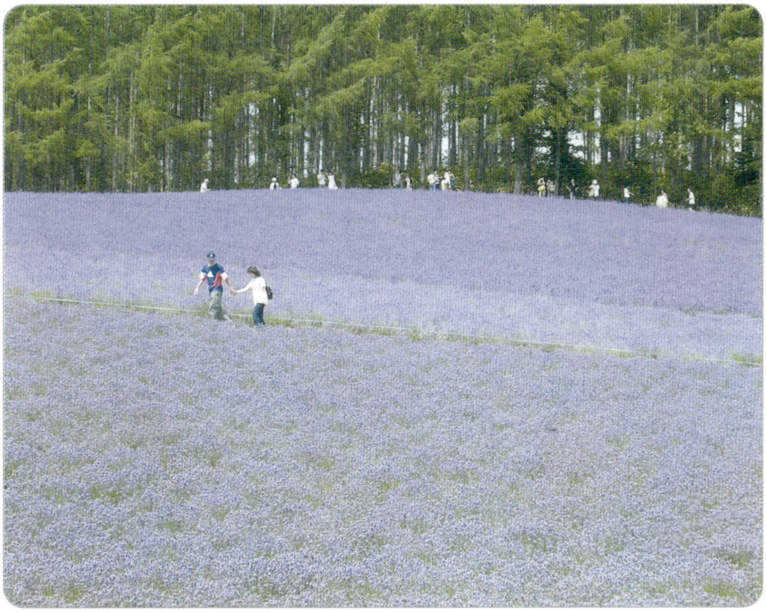

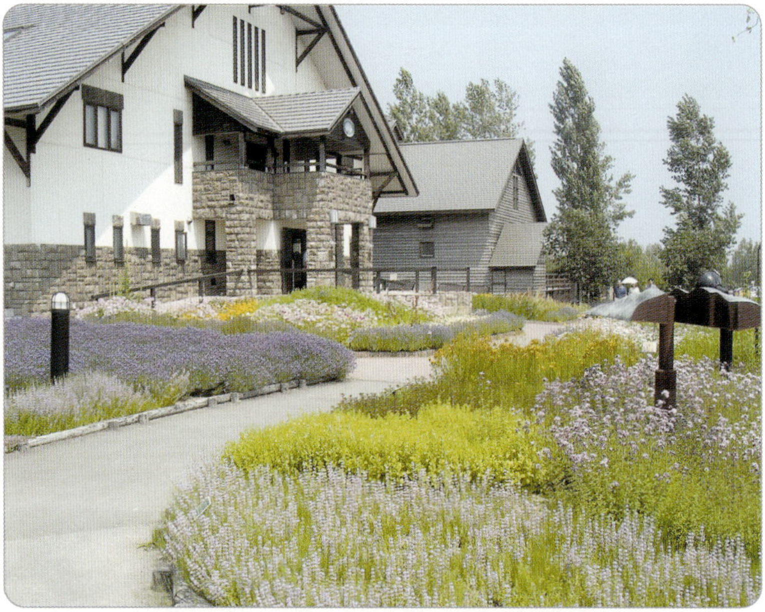

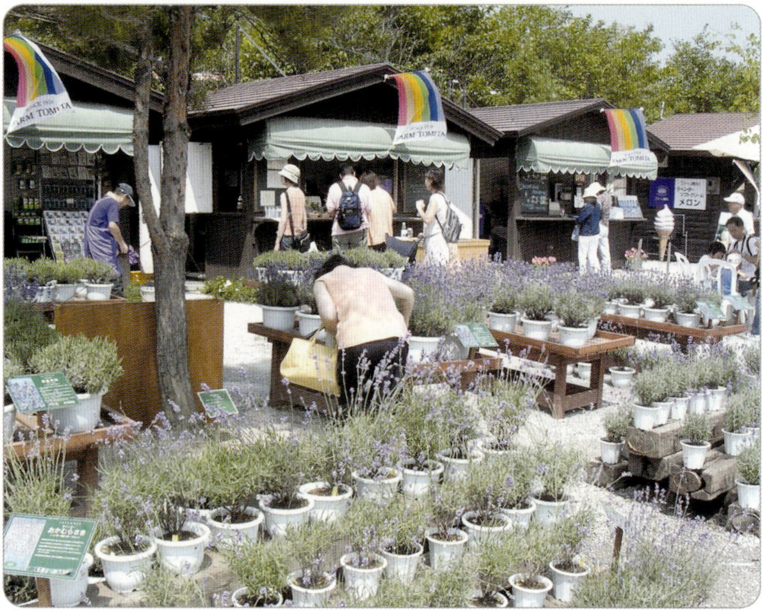
FARM TOMITA
メロン

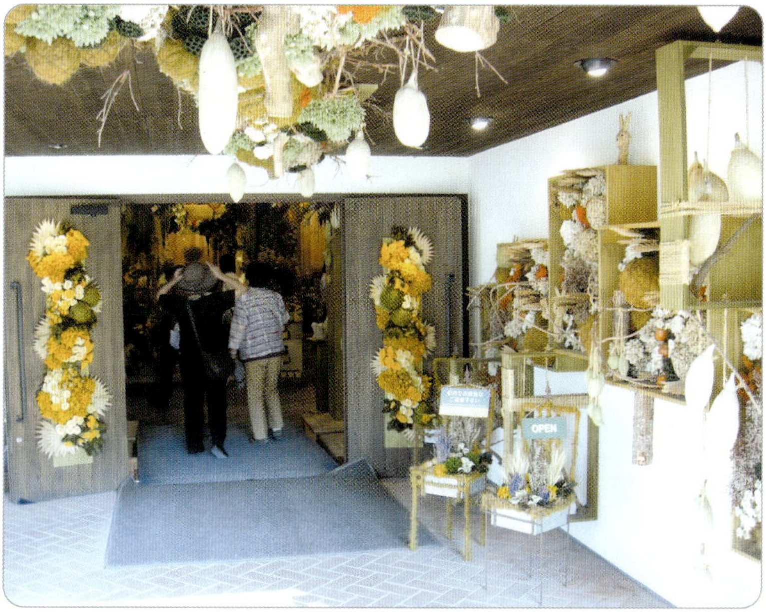
OPEN

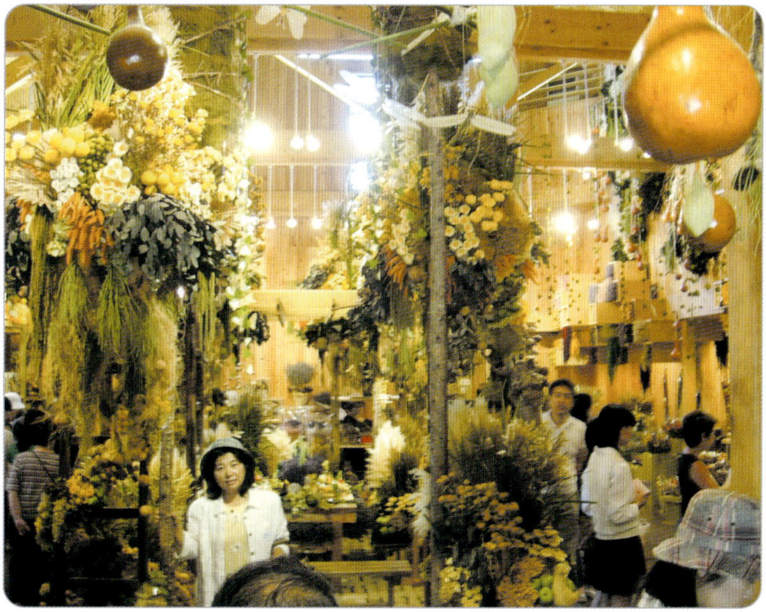

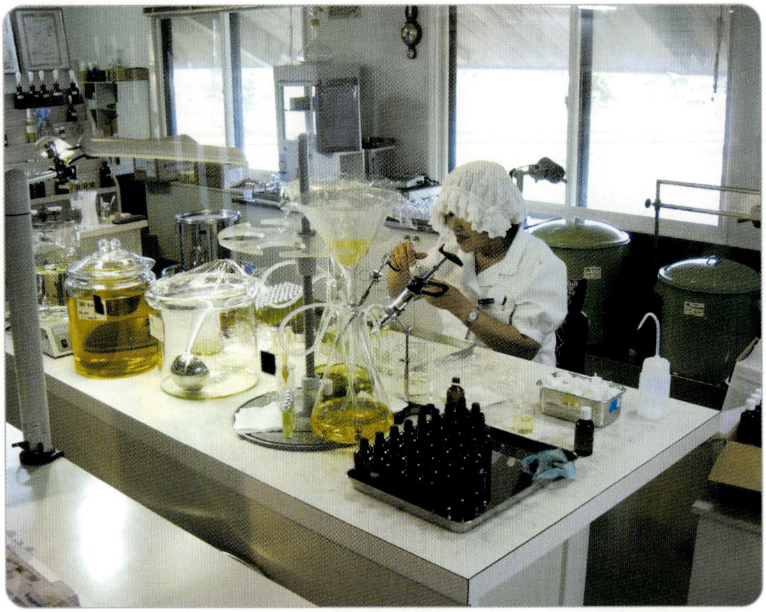

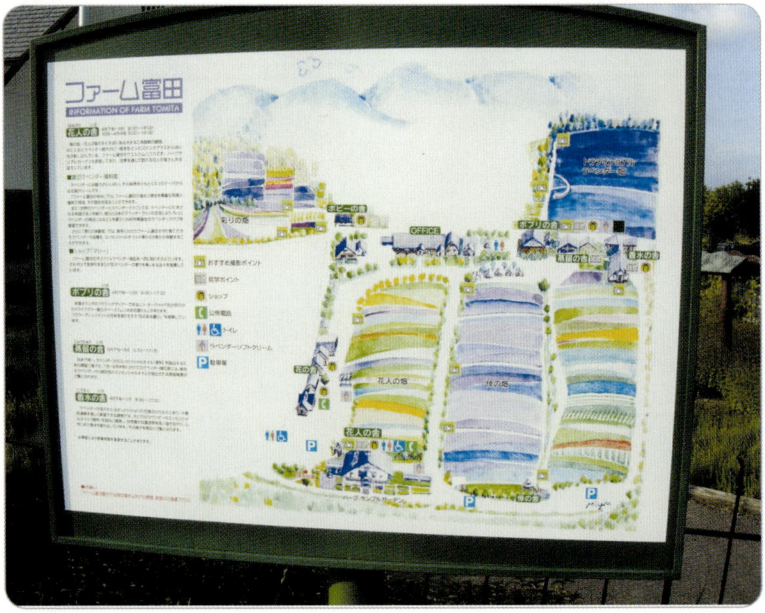
ファーム富田
INFORMATION OF FARM TOMITA
花人の舎
ポプリの舎
花人の舎
ポピーの舎
彩りの畑
OFFICE
ポプリの舎
おすすめ撮影ポイント
見学ポイント
ショップ
公衆電話
トイレ
ラベンダーソフトクリーム
駐車場
花の舎
花人の畑
花人の舎
ハーブ・サンプルガーデン

3. 부록

1) 허브식물 목록

2) 자생허브 목록

3) 2006년 남원허브산업엑스포

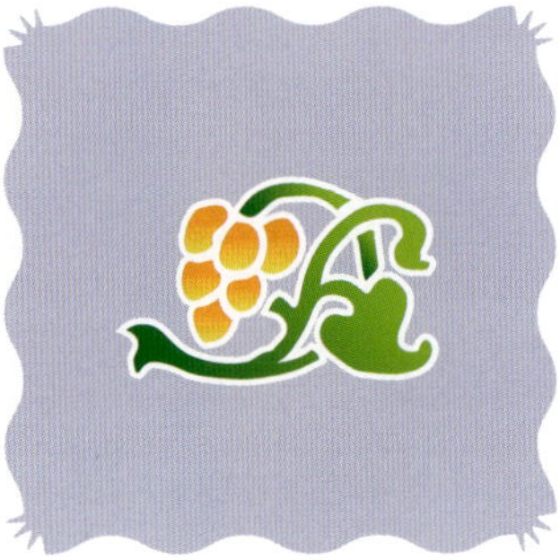

1. 허브식물목록(100종)

영명	식물명	학명	과명	이용부위
Algelica	안젤리카	Angelica archangelica	산형과	전초
Anise	아니스	Pimpinella anisum	산형과	종자
Artichoke	아티초크	Cynara scolymus	국화과	꽃봉오리
Basil	바실	Ocimum basilicum	꿀풀과	잎, 종자
Bay	베이	Laurus nobilis	녹나무과	잎
Bergamot	베가모트	Monarda fistulosa	꿀풀과	잎, 꽃
Betony	베토니	Stachys officinalis	꿀풀과	잎
Borage	보리지	Borage officinalis	지치과	잎, 꽃
Broom	브룸	Cytisus scoparius	콩과	꽃
Caper bush	캐퍼 부시	Capparis spinosa	풍접초과	꽃봉오리
Caraway	캐러웨이	Carum carvi	산형과	종자, 잎, 뿌리
Catnip	캐트닙	Nepeta cataria	꿀풀과	지상부
Chervil	챠빌	Anthriscus cerefolium	산형과	잎
Chicory	치커리	Cichorium intybus	국화과	전초
Chives	차이브스	Allium schoenoprasum	백합과	잎
Chamomile(roman)	캐모마일(로만)	Chamaemelum nobile	국화과	꽃
Chamomile(german)	캐모마일(저먼)	Matricaria recutita	국화과	꽃
Celery	셀러리	Apium graveolens	산형과	잎, 줄기
Clove pink	클로브 핑크	Dianthus caryophyllus	석죽과	꽃
Coltsfoot	콜츠훗	Tussilago farfara	국화과	잎
Comfrey	컴프리	Symphytum officinale	지치	잎
Coriander	코리안더	Coriandrum sativum	산형과	어린잎, 종자
Comflower	콘플라워	Centaiurea cyanus	국화과	꽃, 잎
Com salad	콘 샐러드	Valerianella olitoria	마타리과	잎
Costmary	코스트마리	Tanacetum balsamita	국화과	잎
Curry plant	커리 플랜트	Helichrysum angustifolium	국화과	지상부

영명	식물명	학명	과명	이용부위
Dandelion	단델리온	Taraxacum officinale	국화과	전초
Dill	딜	Anethum gravelens	산형과	지상부
Elder	엘더	Sambucus nigra	인동과	전초
Elecampane	엘레캠페인	Inula helenium	국화과	전초
Eyebright	아이브라이트	Euphrasia rostkoviana	현삼과	지상부
Fennel	펜넬	Foeniculum vulgare	산형과	잎, 종자
Fenugreek	페누그리크	Trigonnella foenum-graecum	콩과	잎, 종자
Feverfew	페버퓨	Chrysanthemum parthenium	국화과	잎, 꽃
Flax	플랙스	Linum usitatissimum	삼과	줄기, 종자
Foxglove	폭스글로브	Digitalis purpurea	현삼과	잎
Garlic	갈릭	Allium sativum	백합과	뿌리
Geranium	제라늄	Pelagonium graveolens	쥐손이풀과	잎, 줄기
Golden rod	골든 로드	Solidago virgaurea	국화과	개화기의 지상부
Good King Henry	굿 킹 헨리	Chenopodium henricus	명아주과	잎, 줄기
Heliotrope	헬리오트로프	Heliotropium pervianum	지치과	꽃
Henbane	헨베인	Hyoscyamus niger	가지과	잎, 종자
Hop	호프	Humulus lupulus	뽕나무과	꽃
Horehound	홀하운드	Marrubium vulgare	꿀풀과	지상부
Horse radish	호스 래디쉬	Armoracia rusticana	십자화과	뿌리
Hyssop	히소프	Hyssopus officinalis	꿀풀과	잎, 꽃
Juniper berry	쥬니퍼 베리	Juniperus communis	측백나무과	열매
Lady's mantle	레이디스 맨틀	Alchemilla vulgaris	장미과	잎
Lamb's ears	람스 이어	Stachys byzantina	꿀풀과	잎
Laverder	라벤더	Lavendula vera	꿀풀과	지상부
Lemon balm	레몬 밤	Melissa officinalis	꿀풀과	잎
Lemon grass	레몬 그라스	Cymbopogon citratus	벼과	잎
Lemon verbena	레몬 버베나	Lippia citriodora	마편초과	잎
Lovage	러비지	Levisticum officinale	산형과	잎, 줄기, 종자

영명	식물명	학명	과명	이용부위
Majoram	마조람	Origanum majorana	꿀풀과	잎
Mallow	멜로우	Althaea officinalis	아욱	지상부
Meadowsweet	메도우스위트	Filipendula ulmaria	장미과	잎
Mint	민트	Mentha spp.	꿀풀과	지상부
Mugwort	머그워트	Artemisia vulgaris	국화과	잎, 줄기
Mullein	멀레인	Verbascum thapsus	현삼과	지상부
Mustard	머스터드	Brassica juncea	십자화과	종자
Nasturtium	나스터티움	Tropaeolum majus	한련과	잎, 꽃, 종자
Oregano	오레가노	Origanum vulgare	꿀풀과	잎
Oxeyedaisy	옥스아이데이지	Chrysanthemum leucanthemum	국화과	어린잎, 꽃
Paracress	파라크레스	Spilanthes acmella	국화과	잎, 꽃
Parsley	파슬리	Petroselinum crispum	산형과	잎, 줄기
Parsnip	팔스닙	Pastinaca sativa	미나리	전초
Plantain	플라타인	Plantago lanceolata	질경이과	전초
Pot marigold	포트 매리골드	Calendula officinalis	국화과	잎, 꽃
Rhubarb	루바브	Rheum raponticum	마디풀과	줄기
Rocket salad	로켓 샐러드	Eruca sativa	십자화과	어린잎
Rose	로즈	Rosa spp.	장미과	꽃
Rose hip	로즈 히프	Rosa canina	장미과	열매
Roselle	로셀	Hibiscus sabdariffa	아욱과	꽃, 종자
Rosemary	로즈마리	Rosmarinus officinalis	꿀풀과	지상부
Rue	루	Ruta graveolens	운향과	지상부
Safflower	새플라워	Carthamus tinctorius	국화과	꽃, 종자
Saffron	사프란	Crocus sativus	붓꽃과	암술머리
Sage	세이지	Salvia officinalis	꿀풀과	잎
Salad bumet	샐러드 버네트	Poterium sanguisorba	장미과	어린잎
Santolina	산톨리나	Santolina chamaecyperis년	국화과	지상부
Savory	세이보리	Satureia montana	꿀풀과	잎

영명	식물명	학명	과명	이용부위
Selfheal	셀프힐	Prunella vulgaris	꿀풀과	어린잎
Soapwort	소프워트	Saponaria officinalis	석죽과	잎
Solomon's seal	솔로몬즈 실	Polygonatum multiflorum	백합과	뿌리줄기
Sorrel	소렐	Rumex acetosa	마디풀과	어린잎과 줄기
Southernwood	서던우드	Artemisia abrotanum	국화과	잎, 줄기
Stevia	스테비아	Stevia rebaudiana	국화과	잎, 줄기
Sweet cicely	스위트 시슬리	Myrrhis odorata	산형과	잎, 종자
Sweet violet	스위트 바이올렛	Viola odorata	제비꽃과	잎, 꽃
Sweet woodruff	스위트 우드러프	Galium odoratum	꼭두서니과	지상부
Tansy	탄지	Tanacetum vulgare	국화과	지상부
Tarragon	타라곤	Artemisia dracunculus	국화과	잎
Thyme	타임	Thymus vulgaris	꿀풀과	잎, 줄기
Valerian	발레리안	Valeriana officinalis	마타리과	뿌리
Vervain	버베인	Verbena officinalis	마편초과	잎, 꽃
Viper's bugloss	비퍼스 버그로스	Echium vulgare	지치과	전초
Wall germander	월 저맨더	Teucrium chamaedrys	꿀풀과	잎
Wormwood	웜우드	Artemisia abusintbium	국화과	잎
Yarrow	야로	Achillea millefolium	국화과	지상부

2. 자생허브 목록(105종)

학명	영명	식물명	과명
Abelia coreana	*Korean abelia*	댕강나무	Caprifoliaceae(인동과)
Achillea sibirica	*Siberian yarrow*	톱풀	Compositae(국화과)
Acorus calamus	*Sweet flag*	창포	Araceae(천남성과)
Aeides japonicum	*Aerides*	나도풍란	Orchiddaceaae(난초과)
Agastache rugosa	*Giant hyssop*	배초향	Labiatae(꿀풀과)
Allium cepa	*Onion*	양파	Liliaceae(백합과)
Allium fistulosum	*Welsh onion*	파	Liliaceae(백합과)
Allium sativum	*Garlic*	마늘	Liliaceae(백합과)
Allium thunbergii	*Wild chive*	산부추	Liliaceae(백합과)
Allium tuberosum	*Chinese chive*	부추	Liliaceae(백합과)
Artemisia princeps	*Mugwort*	쑥	Compositae(국화과)
Aster koraiensis	*Korean aster*	벌개미취	Compositae(국화과)
Aster scaber	*Starwort*	참취	Compositae(국화과)
Aster spathulifolius	*Marin aster*	해국	Compositae(국화과)
Aster tataricus	*Herb aster*	개미취	Compositae(국화과)
Brassica juncea	*Mustard*	겨자	Cruciferae(십자화과)
Calendula officinalis	*Marigold*	금잔화	Compositae(국화과)
Capsicum annum	*Red pepper*	고추	Solanaceae(가지과)
Caryopteris divaricata	*Bluebeard*	누린내풀	Verbenaceae(마편초과)
Caryopteris incana	*Blue spirea*	층꽃나무	Verbenaceae(마편초과)
Cedrela sinensis	*Chinese cedar*	참죽나무	Meliaceae(멀구슬나무과)
Cercidiphyllum japonicum	*Katsura tree*	계수나무	Cercidiphyllaceae(개수나무과)
Chaenomeles sinensis	*Chinese quince*	모과나무	Rosaceae(장미과)
Chrysanthemum boreale	*Mother chrysanthemum*	산국	Compositae(국화과)
Chrysanthemum morifolium	*Edible chrysanthemum*	국화	Compositae(국화과)
Chrysanthemum zawadskii	*Siberian chrysanthemum*	구절초	Compositae(국화과)

학명	영명	식물명	과명
Cinnamomum camphora	*Camphor tree*	녹나무	Lauraceae(녹나무과)
Cinnamomum japonica	*Japanese cinnamon*	생달나무	Lauraceae(녹나무과)
Citrus aurantium	*Sour orange*	광귤	Rutaceae(운향과)
Citrus junos	*Juno*	유자나무	Rutaceae(운향과)
Citrus unshiu	*Mandarin*	귤	Rutaceae(운향과)
Clerodendron trichotomum	*Glorybower*	누리장나무	Verbenaceae(마편초과)
Cnidium officinale	*Cnidium*	천궁	Umbelliferae(산형과)
Convallaria majalis	*Lily of the walley*	은방울꽃	Liliaceae(백합과)
Coriandrum sativum	*Coriander*	고수	Umbelliferae(산형과)
Crataegus pinnatifida	*Hawthom*	산사	Rosaceae(장미과)
Cryitotaenia japonica	*Mitsuba*	파드득나물	Umbelliferae(산형과)
Daphne genkwa	*Lilac daphne*	팥꽃나무	Thymelaeaceae(팥꽃나무과)
Daphne odora	*Daphne*	서향	Thymelaeaceae(팥꽃나무과)
Dendrobium moniliforme	*Dendrobium*	석곡	Orchidaceae(난초과)
Deutzia crenata	*Japanese snowflower*	물참대	Saxifragaceae(범의귀과)
Dictamnus dasycarpus	*Dittany*	백선	Rutaceae(운향과)
Elsholtzia ciliata	*Elsholtzia*	향유	Labiatae(꿀풀과)
Foeniculum vulgare	*Fennel*	회향	Umbelliferae(산형과)
Fortnella japonica	*Kumquat*	근감	Rutaceae(운향과)
Gadenia jasminoides	*Cape jasmine*	치자	Rubiaceae(꼭두서니과)
Glehnia littoralis	*Sea cerely*	갯방풍	Umbelliferae(산형과)
Hamamelis japonica	*Japanese witch-hazel*	풍년화	Hamamelidaceae(조록나무과)
Hosta plantaginea	*Fragrant plantain lily*	옥잠화	Liliaceae(백합과)
Illicium religiosum	*Japanese anise tree*	붓순나무	Illiciaceae(부순나무과)
Inula helenium	*Yellow starwort*	토목향	Compositae(국화과)
Juniperus rigida	*Needle juniper*	노간주나무	Cupressaceae(측백나무과)
Laurus nobilis	*Bay laurel*	월계수	Lauraceae(녹나무과)
Ligularia fischeri	*Ligularia*	곰취	Compositae(국화과)

학명	영명	식물명	과명
Ligustrum japonicum	*Japanese privet*	광나무	Oleaceae(물푸레나무과)
Lilium longiflorum	*Lily*	백합	Liliaceae(백합과)
Lindera obtusiloba	*Wild camphor*	생강나무	Lauraceae(녹나무과)
Lonicera japonica	*Japanese honeysuckle*	인동덩굴	Caprifoliaceae(인동과)
Magnolia denudata	*Yuran*	백목련	Magnoliaceae(목련과)
Magnolia grandiflora	*Evergreen magnolia*	태산목	Magnoliaceae(목련과)
Magnolia kobus	*Kobus*	목련	Magnoliaceae(목련과)
Magnolia liliflora	*Lily magnolia*	자목련	Magnoliaceae(목련과)
Magnolia obovata	Japanese umbrella tree	일본목련	Magnoliaceae(목련과)
Magnolia sieboldii	*Siebold? magnolia*	함박꽃나무	Magnoliaceae(목련과)
Meliosma myriantha	*Miliosma*	나도밤나무	Sabiaceae(나도밤나무과)
Mentha arvensis	*Mint*	박하	Labiatae(꿀풀과)
Mosla japonica	*Papanese mosla*	꿀풀	Labiatae(꿀풀과)
Mosla punctulata	*Wild mosla*	들깨풀	Labiatae(꿀풀과)
Neolitsea sericea	*Neolitsea*	참식나무	Lauraceae(녹나무과)
Nepeta cataria	*Cat mint*	개박하	Labiatae(꿀풀과)
Oenanthe javanica	*Water dropwort*	미나리	Umbelliferae(산형과)
Oenothera odorata	*Evening primrose*	달맞이꽃	Onagraceae(바늘꽃과)
Osmanthus fragrans	*Osmanthus*	목서	Oleaceae(운향과)
Patrinia scabiosaefolia	*Patrinia*	마타리	Valerianaceae(마타리과)
Perilla frutescens var. crispa	*Red perilla*	소엽	Labiatae(꿀풀과)
Perilla frutescens v.japonica	*Perilla*	들깨	Labiatae(꿀풀과)
Philadelphus schrenchii	*Mock orange*	고광나무	Saxifragaceae(범의귀과)
Pimpinella brachycarpa	*Pimpinella*	참나물	Umbelliferae(산형과)
Pittosporum tobira	*Tobira*	돈나무	Pittosporaceae(돈나무과)
Poncirus trifoliata	*Trifoliae orange*	탱자나무	Rutaceae(운향과)
Robinia pseudo-acacia	*Locust*	아카시나무	Leguminosae(콩과)
Rosa davurica	*Davuria rose*	생열귀나무	Rosaceae(장미과)

학명	영명	식물명	과명
Rosa multiflora	*Polyantha rose*	찔레꽃	Rosaceae(장미과)
Rosa rugosa	*Rugosa rose*	해당화	Rosaceae(장미과)
Saururus chinensis	*Lizard? tail*	삼백초	Saururaceae(삼백초과)
Schizonepeta tenuifolia	*Schizonepeta*	형개	Labiatae(꿀풀과)
Spiraea prunifolia	*Spiraea*	조팝나무	Rosaceae(장미과)
Spiraea salicifolia	*Spiraea*	꼬리조팝나무	Rosaceae(장미과)
Styrax japonica	*Snowbell*	때죽나무	Styracaceae(때죽나무과)
Symplocos chinensis	*Sweetleaf*	노린재	Symplocaceae(노린재나무과)
Syringa dilatata	*Lilac*	수수꽃다리	Oleaceae(물푸레나무과)
Syringa velutina	*White lilac*	정향나무	Oleaceae(물푸레나무과)
Thymus quinquecostatus	*Wild thyme*	백리향	Labiatae(꿀풀과)
Tilia amurensis	*Amur linden*	피나무	Tilliaceae(피나무과)
Valeriana fauriei	*Valerian*	쥐오줌풀	Valerianaceae(마타리과)
Verbena officinalis	*Holy herb*	마편초	Verbenaceae(마편초과)
Vibumum carlesii	*Viburumi*	분꽃나무	Caprifoliaceae(인동과)
Vitex rotundifolia	*Vitex*	순비기나무	Verbenaceae(마편초과)
Wisteria floribunda	*Wistaria*	등	Leguminosae(콩과)
Zanthoxylum ailanthoides	*Prickly ash*	모귀나무	Rutaceae(운향과)
Zanthoxylum coreanum	*Prickly ash*	왕초피나무	Rutaceae(운향과)
Zanthoxylum piperitum	*Prickly ash*	초피나무	Rutaceae(운향과)
Zanthoxylum schinifolium	*Prickly ash*	산초나무	Rutaceae(운향과)
Zingiber mioga	*Mioga ginger*	양하	Zingiberaceae(생강과)
Zingiber officinale	*Ginger*	생강	Zingiberaceae(생강과)

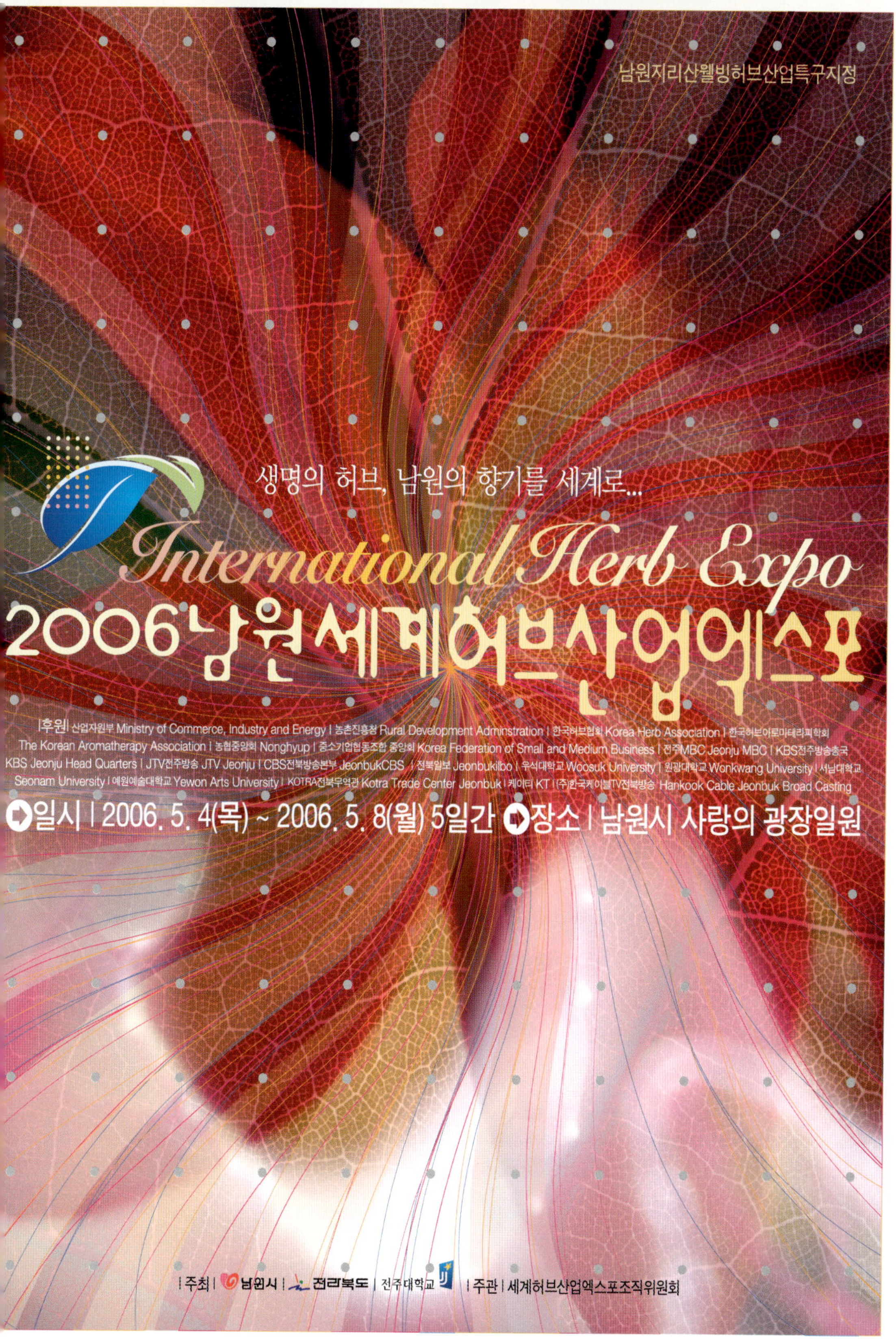
남원지리산웰빙허브산업특구지정
생명의 허브, 남원의 향기를 세계로...
International Herb Expo
2006 남원세계허브산업엑스포
|후원| 산업자원부 Ministry of Commerce, Industry and Energy | 농촌진흥청 Rural Development Adminstration | 한국허브협회 Korea Herb Association | 한국허브아로마테라피학회 The Korean Aromatherapy Association | 농협중앙회 Nonghyup | 중소기업협동조합 중앙회 Korea Federation of Small and Medium Business | 전주MBC Jeonju MBC | KBS전주방송총국 KBS Jeonju Head Quarters | JTV전주방송 JTV Jeonju | CBS전북방송본부 JeonbukCBS | 전북일보 Jeonbukilbo | 우석대학교 Woosuk University | 원광대학교 Wonkwang University | 서남대학교 Seonam University | 예원예술대학교 Yewon Arts University | KOTRA전북무역관 Kotra Trade Center Jeonbuk | 케이티 KT | (주)한국케이블TV전북방송 Hankook Cable Jeonbuk Broad Casting
일시 | 2006. 5. 4(목) ~ 2006. 5. 8(월) 5일간
장소 | 남원시 사랑의 광장일원
|주최| 남원시 | 전라북도 | 전주대학교 |주관| 세계허브산업엑스포조직위원회

허브를 찾아서...(Search for Herbs)

펴낸이 : 최영순(Choi, Young Soon)
발행인 : 조진성
발행처 : 도서출판 진솔(Jinsol Publishing Co.)
주　소 : 서울시 중구 을지로 3가 260-14 태광빌딩 205호
T E L : 02)2272-2065　　FAX : 02)2267-3011
E-mail : kjpres@chollian.net
등　록 : 1996. 2. 28 제 2-2123호
인쇄일 : 2006년 1월 17일
발행일 : 2006년 1월 18일

印紙省略

※ 破本은 바꾸어 드립니다.
ISBN-89-87750-40-X 93520

가격 : 10,000원